РУШЕЛЬ БЛАВО

ДАЮ ВАМ ПОМОЩЬ

ОГНЕННЫЙ ШАР

ГОЛОГРАММА ЗДОРОВЬЯ

Санкт-Петербург
«ПРАЙМ-ЕВРОЗНАК»
Москва
«ОЛМА-ПРЕСС»
2003

ББК 86.41
УДК 133
Б 68

Блаво Р.

Б 68 Огненный Шар. — СПб.: Издательство «прайм-ЕВРОЗНАК», 2003. — 128 с. (Серия «Даю вам помощь!»)

ISBN 5-94946-050-2

Новая книга Рушеля Блаво раскрывает тайну Огненного Шара — нового способа информационно-энергетической связи с космическим эгрегором. Огненный Шар являлся фамильной ценностью семьи Блаво, передаваемой из поколения в поколение от целителя к целителю.

Сегодня настало время поделиться этой тайной. Рушель Блаво, основатель Института традиционной медицины и музыкотерапии, создал новую технологию, позволяющую любому человеку успешно использовать энергию Огненного Шара себе во благо. В книге описано, как с помощью Огненного Шара восстановить свое здоровье и постоянно поддерживать бодрое и энергичное состояние, защититься от вредоносного энергетического воздействия, обрести удачу и преуспеть в делах.

Вы держите в руках уникальное издание, впервые приоткрывающее завесы сенсационной тайны одного из самых древних и мощных кланов целителей мира.

Рушель Блаво
ОГНЕННЫЙ ШАР

Подписано в печать 14.01.2003. Формат 84 × 108 1/32. Печать офсетная. Усл. печ. л. 6,72. Тираж 10 000 экз. Заказ № 4961.

Издательство «прайм-ЕВРОЗНАК».
195009, Санкт-Петербург, ул. Комсомола, д. 41, оф. 419, 421

Заказ на печать размещен через «ОЛМА-ПРЕСС Инвест»

129075, Москва, Звездный бульвар, дом 23А, строение 10.

Отпечатано с готовых диапозитивов в полиграфической фирме «Красный пролетарий». 127473, Москва, ул. Краснопролетарская, д. 16.

ISBN 5-94946-050-2

Содержание

ОТ АВТОРА

Дорогие читатели, эта книга написана по вашим многочисленным просьбам.

Давно уже меня одолевают вопросами журналисты, пишущие о возглавляемом мною Санкт-Петербургском Научно-исследовательском институте Традиционной народной медицины и музыкальной терапии. Работников прессы интересуют обычно не только результаты безмедикаментозных методик лечения, создаваемых в нашем институте, но и то, каким образом я, дипломированный врач, «пришел к целительству». На вопросы такого рода мною обычно давался лаконичный ответ: я — целитель в седьмом поколении, а врачом стал, чтобы соединить академическую медицину с древними традициями целительства, получившими развитие в культурах различных народов мира.

В ЭТОЙ КНИГЕ – ИНФОРМАЦИЯ ОБ ИСТОКАХ МОЕЙ ЦЕЛИТЕЛЬНОЙ СИЛЫ

На семейном совете было решено не открывать до поры до времени подробности моей целительской биографии. Слишком необычна судьба моей семьи, в ней много тайн, уходящих корнями в глубь веков. Фамильная честь не позволяла мне обнародовать непроверенные данные: при тиражировании их в средствах массовой информации они еще более искажаются и обрастают выдуманными подробностями.

Исследования родословной моих предков показали, что действительность чудеснее любой выдумки. Поэтому было решено, что я напишу книгу, в которой достоверно изложу результаты моих фамильных изысканий и опишу личный путь в целительство.

И вот наконец эта книга перед вами. Все написанное в ней — правда, хотя иногда в это трудно поверить. Именно поэтому я решил лично обнародовать факты, а не распылять фрагменты моей биографии по журналистским статьям.

ТАЙНА ОГНЕННОГО ШАРА

В этой книге я хочу открыть читателям тайну Огненного Шара, к которой я был допущен **во время исследования родословной.** Моим предкам было дано право использовать силу Огненного Шара для того, чтобы лечить людей, и это право передавалось из поколения в поколение. Я обнаружил, что могу передать знание об Огненном Шаре и другим людям, не входящим в нашу семью. Вы сможете научиться пользоваться его энергией себе во благо.

Огненный Шар принесет вам здоровье, счастье, внутреннюю гармонию. Для этого мною разработана система упражнений с Огненным Шаром, которая описана в приложении к этой книге.

Сегодня, когда Земля и все человечество планомерно движется к вселенской катастрофе, целители, экстрасенсы, просвещенные Махатмы прилагают все силы для того, чтобы эту катастрофу предотвратить. Этим объясняется всплеск интереса в обществе к чудесным, аномальным и оккультным явлениям.

Огненный Шар — это тайна целого поколения моих предков — целителей. Настало время обнародовать эту тайну. Мы открываем свои карты и несем Тайное Знание, тысячелетиями хранимое и передаваемое из поколения в поколение, только особо посвященным. Сегодня это Знание необходимо каждому для того, чтобы создать в мире баланс добрых и сильных энергий.

Огненный Шар даст энергетическую силу и гармонию не только вам, но и всему человечеству и послужит спасению Земли от вселенской катастрофы, а человечества — от уничтожения.

Надеюсь, эта книга будет интересна всем, кто увлечен тайнами целительства, не разгаданными наукой, проблемой раскрытия резервных возможностей человеческой психики и многим другим.

Рушель Блаво

Санкт-Петербург, 7.07.2003 г.

В ПОИСКАХ СОБСТВЕННОГО ПУТИ

НАСЛЕДСТВЕННЫЙ ДАР

Мне довелось появиться на свет в довольно необычной семье, где из поколения в поколение передавались по наследству ярко выраженные биоэнергетические способности и традиции целительства.

Целительство являлось основным занятием моих предков как по материнской, так и по отцовской линиям. Однако в советское время занятие это не только не поощрялось, но и долгие годы преследовалось. То, чего не могла объяснить наука тех лет, считалось потенциально опасным или попросту ложным. Поэтому мои родители не афишировали свои целительские способности, предпочитая скрывать их за завесой скромной артистической деятельности. Отец, обладая сильным гипнотическим даром, выступал на эстраде в жанре психологических опытов — публично демонстрировал резервные возможности человеческой психики. Моя мать ему ассистировала во время выступлений, а кроме того пела и играла на фортепиано.

Ни к артистической карьере, ни к особой известности они не стремились, ибо их подлинные интересы были связаны с реализацией целительских способностей и служением людям. Они свято хранили семейные традиции и хорошо знали свое истинное предназначение. Отец владел искусством контактного и бесконтактного биоэнергетического массажа и многими другими приемами мануальной терапии. Мама лечила силой молитвы, которую читала над водой, причем особый успех имела в исцелении детей, включая младенцев, беременных женщин и кормящих матерей, которым противопоказано медикаментозное воздействие. Заговоренная вода быстро снимала боли различного происхождения — от ушибов, растяжений, а также зубную, головную и многое другое.

Путешествуя по стране с гастрольной труппой, мои родители в каждом городе, куда доводилось приехать, моментально находили пациентов, уставших от долгого хождения по поликлиникам, и никогда не отказывали в помощи даже безнадежным больным. Когда исцеление далеко зашедшего недуга было невозможно, они стремились максимально облегчить страдания и научить родных больного делать это самостоятельно. И мама, и отец были убеждены, что каждый человек имеет целительские задатки и при должном обучении способен развить их настолько, чтобы помогать себе и близким.

Несмотря на негативное официальное отношение к целительству, повсеместно господствовавшее в то время, даже персоны, облеченные властью, различного рода руководители нередко приглашали моих родителей, надеясь на получение помощи. И в этом не было ничего удивительного, поскольку в некоторых случаях бессильна даже самая передовая официальная медицина. Отец помогал таким «секретным» пациентам избавиться от тяжких последствий стресса, неизменного спутника руководящей работы, от болей в спине, способных отравить жизнь любого человека. А мама, зная секреты устойчивого снижения артериального давления, безмедикаментозного лечения язвенной болезни, не только оказывала непосредственное исцеляющее воздействие, но и давала рекомендации, как следует выстраивать жизнь пациенту, чтобы избежать повторения болезни. Исцеленные щедро вознаграждали своих врачевателей, рекомендовали их своим коллегам, но вместе с тем не решались открыто высказываться в пользу легализации целительства, побаивались за собственные посты и репутацию. Мои родители, люди веселые и эмоционально открытые, относились к этому с юмором.

С раннего детства, наблюдая, как отец и мама лечат больных, я не сомневался, что и сам смогу действовать так же. Когда кто-нибудь из моих тогдашних друзей — таких же, как и я, малышей — разбивал коленку и разражался громким плачем, мне без всякого труда удавалось остановить кровь и унять боль, лишь приблизив свою руку к ушибленному месту.

И все же свой первый впечатляющий целительский опыт я приобрел в Средней Азии во время посещения моими родителями небольшого городка Пенджикент, когда мне исполнилось 5 лет. В квартиру, где остановилась наша семья, зашел пожилой человек с перевязанной щекой, сказав, что, мол, моя матушка обещала избавить его от флюса и сильнейшей зубной боли. Родителей дома не было, и старик, маясь в ожидании, рассказывал, что зуб у него целый, «сверлить дырку не надо», а боль невыносимая.

Мне сделалось нестерпимо жаль его и захотелось немедленно избавить несчастного от мучений. Налив в стакан обычной воды из графина, я приблизил свои губы к ней и неожиданно осознал, что не знаю исцеляющей молитвы. Тогда я решил действовать поиному: попросил старика снять повязку, внимательно вгляделся в его смуглое морщинистое лицо и ярко представил, что оно молодое, озаренное легкой улыбкой. Затем смело погрузил на мгновение палец левой руки в воду и, протянув стакан пациенту, серьезно и уверенно сказал: «Пей!»

Старик повиновался и полностью осушил стакан, набрав воду за щеку. Через небольшое время боль исчезла, но я этим не удовлетворился и проделал несколько пассов над его флюсом. Хотя моя рука не касалась поверхности кожи, я ощутил нечто тяжелое, горячее и как бы влажное в своей ладони и стремился совершать такие движения, как если бы вытягивал эту «гадость» из его челюсти. Когда, как мне казалось, работа была закончена, я выбежал во двор и выбросил незримый ком в воду маленького искусственного водоема.

Вернувшись в дом, увидел, что старик смотрится в настенное зеркало и радостно улыбается. Его щека быстро принимала свое обычное нормальное очертание. Когда через час пришла мама, пациент весело болтал со мной о всякой всячине и ничем не напоминал былого страдальца. Узнав, в чем было дело, она после ухода старика взяла с меня слово, что никогда впредь я не стану так поступать без ее разрешения. Будучи опытной целительницей, она прекрасно понимала всю опасность перехода нездоровой энергетики на ребенка и успокоилась лишь тогда, когда я в деталях поведал о своих действиях. «Ты все сделал правильно, сынок, — сказала она, — но тебе еще рано лечить больных, подожди, покуда подрастешь!»

ПОЯВЛЕНИЕ ОГНЕННОГО ШАРА

Вообще говоря, волнение мамы о моем здоровье не было беспочвенным. Несмотря на то что мои родители обладали способностью исцелять других людей, я в детстве много раз заглянул за грань жизни, побывав в состоянии клинической смерти. Частые переезды родителей с места на место, резкая смена климата, не лучшие условия существования на съемных квартирах или в гостиничных номерах сказывались пагубным образом на моем здоровье. И каждый раз болезнь начиналась внезапно — возникала жуткая боль во всем теле, поверхность кожи горела, точно ошпаренная, температура подымалась до 40°, сознание уходило, и я оказывался в реанимации.

Родители были бессильны помочь своему единственному сыну, но и врачи не могли поставить диагноз этого непонятного недуга.

Когда странная болезнь посетила меня в седьмой раз, я, пребывая в полузабытьи, услыхал разговор, происходивший между отцом и мамой в ожидании прибытия врача.

— Скажи честно, предельно честно — на этот раз его у нас заберут? — тревожно спрашивала мама, и в ее голосе чувствовались сдерживаемые рыдания.

— Нам с тобой не дано этого знать, но мы будем просить Всевышнего и надеяться, — отвечал отец. — Мы сейчас ничего не можем больше сделать. Ему здесь очень трудно, и он вправе уйти.

— Но я не смогу жить без моего сыночка. Мне страшно, — доносился сдавленный горем мамин голос.

— Крепись, родная. Не надо бояться. Абсурда не бывает, а страх — это мишень, по которой бьют черные силы, — увещевал ее отец.

Я тогда не мог проникнуть в смысл их беседы, врезавшейся в мою память на всю жизнь, но понимал, что мои дорогие мама и папа, любимые, обожаемые, красивые, переполнены тревогой и печальными предчувствиями. Мне хотелось вскочить с кровати, броситься к ним с криком: «Не плачьте, не бойтесь! Я никуда от вас не уйду! Всегда буду с вами!» Однако не было сил пошевелиться, и вместо крика лишь едва слышный шепот слетел с моих губ...

Трое суток находился я в коме, закончившейся клинической смертью. Но судьбе было угодно вернуть меня в мир живых.

Во время предыдущих болезней, сопровождающихся клинической смертью, я переживал особые состояния и меня посещали видения, о которых мне сложно рассказать что-либо отчетливое. Помнятся они хорошо, но словесно выразить пережитое трудно. Это были светлые состояния воспарения, свободного и легкого полета сначала в безбрежной синеве неба, а затем — среди звезд. Я оказывался на какой-то далекой планете, похожей на нашу Землю и одновременно непохожей. В детстве мне не приходилось бывать в подобных местах. Огромный теплый океан, острова — совсем крохотные, необитаемые, озера, почва, дарующая ногам живую энергию и силу. Это был древний архипелаг, чудом уцелевший после грандиозной природной катастрофы, и он звал навсегда остаться в дивном мире экзотической природы, среди невидимых глазу, но вполне реальных разумных существ, готовых принять меня в свой круг.

Но в последний раз видение, полученное в состоянии клинической смерти, было совершенно иным по сути, хотя сходным по ощущению с прошлыми переживаниями подобного опыта. Планета моих грез предстала с потрясающей зрительной ясностью, и я внезапно увидел приближающийся ко мне ослепительно сияющий шар.

Это была шаровая молния или то, что у нас принято называть шаровой молнией. Ее приближение, тем не менее, никакого страха во мне не вызывало. Как раз наоборот — оно казалось желанным, ибо я понимал, что это разумное и благорасположенное существо, и хотел приветствовать его.

Золотистый Шар приблизился и вошел в пространство между моими ладонями, протянутыми ему навстречу. Я знал, что он раскаленный, но не ощущал ни жара, ни ожога. Это была живая и добрая энергия, рождавшая в моем сердце всеобъемлющую любовь и благодарность. «Мальчик-Звезда, ты должен вернуться в свой мир, — услышал я властное повеление, как бы звучавшее в глубине моего сознания. — Твой мир ждет Целителя, и тебе пора идти!»

Золотистый Шар выскользнул из моих ладоней и устремился ввысь, оставляя за собой яркий светящийся луч. И в этом луче я вдруг увидел моего любимого дедушку, маминого отца, к которому ежегодно ездил летом в деревню. Дедушка, в жизни сухощавый и легкий, явился мне в образе сказочного богатыря. Подняв меня на руки, он промолвил: «Ну вот, малой, наконец-то мне тебя и отдали».

Затем радостное видение исчезло, и я ощутил, что стремительно скатываюсь вниз, будто по желобу или крутой ледяной горке.

Когда врачи проверяли мое состояние после выхода из комы и спросили, как меня зовут, я почему-то назвал не свое, а дедушкино имя. Этот чудной эпизод мои родители сочли особым знаком и решили, что сына следует отправить после выписки из больницы на месяц-другой в деревню для окончательной поправки здоровья.

Однако пребывание на попечении дедушки затянулось на несколько лет, ибо, по мнению врачей, для укрепления моего организма был необходим оседлый образ жизни на лоне природы, в климатических условиях средней полосы России.

ПЕРВЫЙ НАСТАВНИК – МОЙ ДЕДУШКА

Так семилетним мальчиком я был отдан в руки моего первого наставника в целительстве — родного дедушки, знатока и хранителя древних традиций славянской народной медицины.

Дедушка слыл в округе «чужим человеком», спустившимся с гор, но «великим и знающим», а посему своим и родным. В его просторный дом, стоявший на яру — заросшем сочной зеленью косогоре, возле старой ветряной мельницы, частенько приходили не только односельчане, но и жители других деревень, и даже приезжали горожане из райцентра. Дедушка помогал им в решении обычных житейских проблем, связанных, как правило, со здоровьем и семейной жизнью.

Лечил он людей разными способами. Одних «отчитывал», т. е. исцелял словом, применяя специальные молитвы и заговоры. Других врачевал с помощью особой старинной техники массажа или бесконтактного мануального воздействия. Третьим делал расслабляющее энергетическое «прогревание», уложив пациента на дощатый стол, а затем проводил какую-то не вполне понятную мне тогда процедуру, напоминавшую чем-то хирургическую операцию.

— Ты, дедушка, что такое ему делал, вроде бы живот без ножа резал? — однажды решился спросить я, когда ушел один из таких его пациентов.

— Резать не резал, и ты это, внучек, видел. Однако, что требовалось, я из его живота удалил, — загадочно отвечал дед.

Но что самое интересное, мой дедушка умел виртуозно играть на многих музыкальных инструментах, этому он обучился у своих родителей. Игра дедушкина производила удивительное впечатление — слушая ее, люди забывали о своих бедах и горестях, обретали радость жизни. Это была особенная, целебная музыка, которую он сам сочинял, импровизируя, что называется, на ходу.

Послушать дедушкину игру приходили не только ради удовольствия, а в основном, чтобы избавиться от различных болевых симптомов — ломоты в спине, головных болей, различных спазматических страданий.

Но дедушка прежде, чем взяться за музыкальный инструмент, обследовал пациента руками. Он не раз говорил мне, что боль просто так снимать нельзя, необходимо сначала понять ее причину. И только после этого он подбирал именно ту мелодию и тот музыкальный инструмент, которые помогали устранить причину страдания.

Дедушка учил меня играть на скрипке и щипковых инструментах, познакомил и с нехитрыми сельскими духовыми — разнообразными свирелями, простенькими флейтами и очень затейливыми глиняными свистульками, внутрь которых наливалась вода.

Особенной страстью старика были колокола и колокольчики. Он учил меня различным техникам перезвона и рассказывал, что в старые времена, когда на Руси в каждом селе была своя церковь, а в городах — и по несколько храмов, больных приносили поближе к звонницам, поскольку звучание колоколов обладает свойством прогонять прочь недуги, даже заразные.

Однажды дедушка повез меня в большое село, где был действующий храм. Знакомый звонарь устроил необыкновенную колокольную симфонию по случаю пасхального праздника, и тогда я понял и прочувствовал целительную силу мастерского звона. Звук, как я сумел уловить слухом, распространялся по какой-то, если можно так выразиться, спиралевидной траектории и вибрацией отзывался в душе и теле, пробуждая чувство жизни. Дыхание делалось легким и свободным, кровь как будто быстрее бежала по сосудам, румяня щеки, а в мыслях появлялась прозрачная ясность.

Обучаясь музыкальному искусству под руководством дедушки, я одновременно постигал тайны лечебного звука и секреты воздействия на человеческий организм звучания различных инструментов.

Из рассказов старика я узнал, что семейство, к которому он принадлежал, вело свою родословную чуть ли не с XVI века. Дедушкины предки были «музыками» (или «мазыками») — странствующими музыкантами и актерами, владевшими искусством «духовного пения» и секретами древнерусских единоборств.

«Духовным пением» именовал дедушка отнюдь не церковную вокальную музыку, а особое исполнение народных песен, во время которого организм певца приходит в состояние тонкой вибрации. На слушателей «духовное пение» производило впечатление полного телесного и нервно-психического очищения. Угнетающие душу проблемы теряют свою избыточную значимость и видятся в их истинном масштабе — всегда не слишком значительном, чтобы ради них разрушать свое здоровье и здоровье родных и близких. Суетное, мелкое отходит на задний план, душа как бы распрямляется, в таком свободном состоянии становится намного легче одолеть любые реальные трудности.

Обучил меня дедушка не только «духовному пению», но и удивительному искусству единоборства, называемому «любки» (т. е. схватка, заканчивающаяся без травм и увечий, «полюбовно»). Это искусство заставило меня понять природу энергетического взаимодействия между людьми, энергообмена, всегда возникающего при каждом, даже мимолетном контакте. И уже в возрасте 13-ти лет я хорошо знал и чувствовал, что такое «сглаз», «порча», «проклятие», понимал, как могут люди, иной раз и вовсе не желая этого, невольно навредить друг другу, даже собственным детям или близким родственникам.

— Учись и в жизни действовать, как в «любках», — говаривал частенько дедушка, наставляя меня в умении правильно обращаться с окружающими на энергетическом уровне, ограждать себя от дурных импульсов и гасить их в других.

А вскоре, когда я повзрослел и приезжал к деду лишь на каникулы, он раскрыл мне секреты устранения последствий дурного энергетического воздействия. Я овладел этим довольно легко, поскольку уже из прежних лет обучения у дедушки обрел способность чувствовать энергию и управлять ею с помощью сосредоточения сознания.

Когда пришла пора выбирать будущую профессию, старик посоветовал мне идти в медицинский институт. Он полагал, что я должен познать все то, что создала медицинская наука, и попытаться соединить свой наследственный целительский дар с полученными в институте знаниями.

Я и сам желал того же и принялся усердно готовиться к вступительным экзаменам. Родители поддержали мои устремления, но строго-настрого предупредили, чтобы во время учебы я никому, даже лучшим друзьям, не рассказывал о своем увлечении целительством и не демонстрировал навыки, полученные в семье. Казалось, решение относительно моего будущего было окончательно принято.

И все же во время подготовки к экзаменам я частенько задавал себе вопрос — а почему я избираю медицину, а не музыку, и правилен ли мой выбор? Музыка была дорога моей душе — я уже мог создавать яркие и оригинальные импровизации, владел основами музыкальной аранжировки и всем сердцем был предан таинственному миру звуков. Но даже в музыке мною руководило какое-то еще не полностью осознанное призвание — хотелось понять сущность звукового воздействия на живую природу.

По-видимому, я пришел в этот мир, чтобы лечить больных, а музыка лишь должна помочь в этом, думалось мне.

ХОРОШИЕ РУКИ

Данное родителям обещание воздерживаться от целительства в студенческие годы я свято соблюдал вплоть до момента, когда произошло важное событие, определившее дальнейший мой путь окончательно. Но серьезно погрузившись в освоение академической медицины, я, тем не менее, продолжал целенаправленно развивать свои биоэнергетические способности и изучать целебное воздействие музыки на человеческий организм.

Хочу подчеркнуть, никогда в своей жизни, даже в ранней юности, мне и в голову не приходило противопоставлять целительству медицину, основанную на естественнонаучных знаниях. Я всегда стремился только к одной-единственной цели — спасать людей от болезней, телесных и душевных страданий, преждевременной старости и упорно искал наилучший путь к осуществлению этой цели.

Я учился медицине с огромной увлеченностью. Анатомия, физиология и другие базовые дисциплины давались мне легко, без занудной зубрежки и бессонных ночей над учебниками. Казалось, некая мощная сила поддерживала и направляла меня — нередко возникало пронзительно ясное ощущение, будто все это я когда-то давно хорошо знал, а теперь без особого труда лишь освежаю в памяти.

Практические занятия показали, что и руки у меня хорошие — подходящие для врачевания и, как впоследствии говорили многие мои пациенты, «добрые». Похвалу «хорошие руки», драгоценную для любого начинающего медика, мне приходилось частенько слышать от преподавателей.

Каждый день после лекций я спешил в хирургическое отделение, ставшее для меня вторым домом. Технологии выполнения оперативных вмешательств, анестезиология, секреты успешной предоперационной подготовки пациентов, искусство профилактики послеоперационных осложнений — все это интересовало меня живейшим образом. Хотелось виртуозно овладеть разносторонними практическими умениями, ибо я всегда помнил нашу любимую семейную поговорку — «руки умнеют в труде».

Моим учителем в медицине вскоре сделался один из ведущих онкологов, заметивший меня среди прочих студентов благодаря усердию, с которым я работал в клинике, и экзаменационным успехам. Онкология заинтересовала меня глубоко и серьезно.

«У этого парня хорошие руки, из него выйдет перспективный, высококвалифицированный специалист», — такими словами аттестовал меня маститый профессор, один из моих преподавателей.

Итак, передо мной открывалась перспективная карьера, и казалось, все складывается наилучшим образом. Но в душе не было чувства удовлетворенности, не ощущалось безоблачной радости.

Дело в том, что, наблюдая день за днем онкологических больных, я начал задумываться, кого и как могу спасти своими «хорошими руками», и далеко не всегда находил ответ на этот вопрос.

Я знал, что даже исключительно успешно проведенная операция не гарантирует пациенту возвращения здоровья, и имел возможность неоднократно убедиться в этом. Исход лечения и дальнейший прогноз каким-то непостижимым образом были связаны с психологическим состоянием пациента — ведь не зря же опытные врачи еще в прошлом столетии подметили, что рак — «болезнь тоски и печали». Воля к здоровью, оптимистическая установка на преодоление болезни нужны онкологическим пациентам как воздух, без которого немыслима человеческая жизнь. Но откуда взяться такому настрою, если даже табличка на дверях отделения — «Онкология» — вызывает у совершенно здоровых посетителей безотчетную тревогу и порождает мрачные мысли?

Размышлял я и о душевном состоянии неоперабельных пациентов, чья болезнь зашла слишком далеко — за тот роковой предел, где медицина оказывалась бессильной. Таких больных обычно выписывали из клиники, чтобы не пополнять статистику летальных исходов и освободить места для тех, кому еще можно было оказать реальную помощь. Мое сердце всякий раз горестно сжималось, когда через больничное окно я видел, как несчастный человек в сопровождении родных отправляется на санитарной машине домой — ожидать под наблюдением участкового онколога трагической развязки грозного заболевания. При виде подобного зрелища я не знал, куда спрятать свои «хорошие руки» — умелые, чуткие, трудолюбивые, однако абсолютно бесполезные в данном случае.

Но мне также было известно, что существует статистика самоисцелений — непонятных, необъяснимых самопроизвольных побед человеческого организма над онкологическим недугом. Процент таких самоисцелений был незначительным, но, тем не менее, он фиксировал наличие какого-то скрытого потенциала, заложенного в человеческий организм природой, и я стремился понять, как этот потенциал активизировать.

СЕМЕЙНЫЙ АРХИВ

От этих нелегких раздумий меня отвлекло письмо, полученное неожиданно от моей весьма пожилой тетушки. Она сообщала, что в ближайшее время намерена переслать мне хранящийся у нее со времен войны семейный архив по линии моего отца.

Тетушка, как и все старшие отцовские родственники, проживала когда-то в Ленинграде. Но во время Великой Отечественной войны была вывезена за Урал в эвакуацию. В конце войны она вышла замуж за одного из военнослужащих, проходивших в госпитале лечение после тяжелого ранения. Оба они полюбили местную природу и решили навсегда поселиться на Урале. Да и в Ленинград возвращаться было не к кому — дом, где жила тетушкина семья, был уничтожен во время одной из фашистских бомбардировок, а родных, тех немногих, кто остался в живых, раскидала жизнь по различным уголкам страны. И вот теперь, после стольких лет ею овладело желание найти кого-нибудь из родственников. Она сумела разыскать мой адрес и посчитала необходимым передать мне, которого и в глаза-то никогда не видела, семейный архив.

Через две недели я получил объемистый пакет и с волнением вскрыл его. Старинные фотографии, письма, в том числе и на иностранных языках, свидетельства об окончании гимназий и иных учебных заведений, личные записки людей, давно покинувших этот мир, увлекли меня. Я читал эти документы ушедшей эпохи и восстанавливал свою родословную.

Как выяснилось в процессе изучения семейного архива, мой прадед неизвестно почему в начале XX века покинул Санкт-Петербург и зачем-то переехал на постоянное жительство в Восточную Сибирь. Там он вступил в брак, не оформив его каким-либо образом.

От этого брака появился на свет мой дед. Но расти ему пришлось на попечении чужих людей. Его родители по какой-то непонятной причине были вынуждены отдать сына на воспитание в простую сибирскую крестьянскую семью, а сами окончили вскоре свои дни при невыясненных обстоятельствах.

Все эти сведения были записаны со слов людей, воспитавших приемыша и выведших его в люди, ибо дед мой по отцовской линии благополучно вырос и сумел получить вполне приличное образование. Приемные родители передали ему все те немногие документы, которые получили, взяв мальчика к себе на воспитание.

Среди этих документов я обнаружил плотно запечатанный конверт с надписью «Моему правнуку в собственные руки». Распечатав его, я принялся читать послание, написанное каллиграфическим почерком человека, получившего хорошее образование, привычного к умственному труду и владевшего ясным стилем изложения своих мыслей.

Письмо прадеда приглашало меня приехать в далекую таежную местность, куда переселился он с группой близких по духу людей ради обретения истинного знания о скрытых человеческих возможностях. Прадед выражал надежду, что его правнук сможет отыскать эту местность по топографической карте, прилагавшейся к письму и выполненной им самолично. А по прибытии в таежный край, на территорию, примыкавшую к подножию Верхоянского хребта, утверждалось в послании, можно будет отыскать следы петербургских переселенцев и обрести завещанные ими знания.

Казалось, составляя это письмо, мой прадед знал обо мне все наперед — и то, что я в скором времени стану врачом, и то, что обладаю целительскими способностями и страстно желаю наилучшим образом соединить их с медицинскими знаниями, но не ведаю, как это следует делать. Письмо заинтриговало меня, и в моей душе созрело решение сразу же после экзаменационной сессии предпринять эту безумную, на взгляд любого обывателя, экспедицию. Что-то подсказывало, что такая рискованная поездка по зову из прошлого даст ответ на волнующие меня вопросы и поможет мне обрести свой собственный путь.

ТЕНИ ЗАБЫТЫХ ПРЕДКОВ

ЛИНИЯ ЦЕЛИТЕЛЬСКОЙ ПРЕЕМСТВЕННОСТИ

Архив рода Блаво, обретенный столь неожиданно, сделался в течение последующих четырех месяцев предметом моего пристальнейшего интереса. Заинтригованный таинственным завещанием прадеда, я стремился побольше узнать о моих предках и с этой целью много времени уделял разбору архива.

Вечерами я погружался в изучение архивных бумаг — переписки, отрывочных заметок, личных записей, принадлежавших людям давно ушедших эпох. Не праздное любопытство к фактам чужой жизни руководило мною, а желание выяснить, кто из рода Блаво обладал целительским дарованием и каким образом такие способности проявлялись в поколениях этой необычной семьи.

Драгоценные для меня сведения обнаружить оказалось несложно. Мои предки по отцовской линии были людьми образованными и склонными заносить на бумагу наиболее важные события, семейные предания, рассказы старших родственников и собственные размышления.

Особенно большой интерес представляла их обширная переписка. Люди прошлого не располагали современными средствами связи — телефоном, телеграфом, электронной почтой, и поэтому письма служили для них основным средством общения друг с другом.

Недаром в любой гостинице былых столетий важным предметом обстановки был письменный стол, а не роскошный диван. Именно в частных письмах, обращенных к друзьям, родным и близким, человек мог глубоко и свободно выразить свои мысли о том, что с ним происходило, свои впечатления о жизни, поделиться наиболее существенными идеями, связанными с профессиональными занятиями и творчеством.

Читая полуистлевшие страницы, я узнал, что в роду Блаво большинство мужчин были дипломированными врачами, получившими университетское образование.

История этой медицинской семьи уходила своими корнями в весьма отдаленное прошлое, связанное с культурой крохотной южно-европейской страны Андорры, где в XVII в. вел свою врачебную деятельность основоположник рода — Хесус Хайме Блаво.

АНДОРРА – РОДИНА МОИХ ПРЕДКОВ

Андорра, расположенная на южном склоне Восточных Пиренеев между Испанией и Францией, была в то время одним из самых тихих уголков Европы, сохранявших средневековый уклад жизни и древние народные традиции. Живописная природа этой страны, расположенной в окаймленной высокими горами котловине, ее сравнительно суровый для этих широт климат (особенно в высокогорных районах), озера, богатые форелью, бурные реки, берущие свое начало в горных ледниках, — все это настраивало жителей на простую и внутренне ясную жизнь, лишенную суеты, полную гармонии с миром и собой.

Первое упоминание об Андорре как о самоуправляющейся территории относится к 805 г., когда и началась история ее более чем тысячелетней государственности. Пастушеские общины, населявшие страну, решили объединиться, чтобы совместными усилиями укреплять независимость своей земли, на которую претендовали и испанцы и французы.

Формально Андорра считалась княжеством, но уже во второй половине XIII в. ею управляли французские феодалы и испанские католические епископы. Местное население было по своей культуре ближе к Каталонии, непосредственно граничащей с Андоррой. Именно на каталонском наречии издавна говорило большинство жителей страны, занимавшихся по преимуществу овцеводством и земледелием. Подобно испанцам, они исповедовали католицизм, но при этом сохраняли и некоторые древние верования, возникшие в дохристианский период.

Андоррцы верили, что их земля обладает особенными таинственными свойствами, помогающими людям сохранять до глубокой старости крепкое здоровье и ясный ум. Они считали, что реки и озера Андорры наполнены чудодейственной водой, омолаживающей человеческий организм и излечивающей недуги.

Для подобных верований были определенные основания. Реки, пересекающие территорию страны, начинаются с целебных горных ручейков талой воды, стекающих из-под чистейших кромок древних ледников. Такая вода обладает живительной силой и способна очищать кровь. Красивейшие горные озера также имеют ледниковое происхождение. Глубокие и холодные, они служат местами обитания пресноводной форели, которая не переносит даже малейшего загрязнения окружающей среды.

Живительный горный воздух, здоровая простая пища — рыба, овечий сыр, хлеб, изготовленный в домашних условиях, овощи, выращенные собственными руками, ежедневный физический труд на лоне природы служили залогом здоровья и долголетия андоррцев. И такое гармоничное существование привлекало в эту страну чужеземцев, желавших провести свою жизнь в мире и покое. В основном это были выходцы из Испании и Франции, решившие обосноваться навсегда в благословенной тиши, вдали от политических интриг и треволнений. Местное население не препятствовало эмигрантам. Более того, гостеприимные андоррцы считали коренными жителями своей страны всех тех чужеземцев, чей род в трех поколениях вложил свои усилия в процветание их родины.

ХЕСУС ХАЙМЕ БЛАВО

Хесус Хайме Блаво прибыл в Андорру из соседней Каталонии, из большого и шумного портового города Барселоны, где он успел уже обрести известность как знающий и успешный врач.

Согласно семейному преданию, он получил медицинское образование в Вене, в академии, славившейся как европейская кузница врачебных кадров. Подобно другим выпускникам этого учебного заведения, Хесус Хайме являлся человеком широко образованным и интересовался не только медициной, но и естествознанием. А кроме того, он стремился изучать народный опыт целительства, что не поощрялось в академической врачебной среде. Врачи в XVII в. объединялись в корпорации и весьма гордились своей ученостью, противопоставляя научные медицинские знания «невежественному» народному знахарству. Врачебная корпоративная этика не позволяла проявлять интерес к «дедовским» методам лечения, и те, кто пытался нарушить этот запрет, рисковали своим членством в корпорации и профессиональной репутацией. Но Хесус Хайме ставил превыше всего благо своих пациентов, а не корпоративные нормы, и считал необходимым использовать народный опыт борьбы с болезнями наравне со знаниями и умениями, полученными в Венской медицинской академии.

Живя и работая в Барселоне, он много общался с врачами, приезжавшими в Испанию с Ближнего Востока, и имел возможность на практике удостовериться в том, что европейской медицинской науке далеко не все известно о причинах недугов и способах их лечения. Именно восточные врачи навели его на мысль об особой важности воды для человеческого здоровья, и Хесус Хайме, привычный к путешествиям и научным изысканиям, решил отправиться в соседнюю Андорру, славившуюся среди знатоков своими целебными водными ресурсами.

Хесус Хайме обосновался на жительство в столице страны — небольшом городе Андорра, где у него вскоре образовалась обширная клиентура среди местной знати. Это давало вполне достаточные средства к существованию и оставляло время для научных занятий, ибо больных было не слишком много.

ЧУДО ИСТОЧНИКА РАССЕЛИНЫ ПЛАМЯ

Будучи человеком довольно молодым и легким на подъем, Хесус Хайме совершал многочисленные путешествия в горы, где исследовал воду ледниковых озер. Однажды он познакомился в горах с пожилым пастухом, хорошо знавшим свойства горных источников и озерной воды. Старик рассказал Хесусу Хайме о том, что некоторые источники, располагающиеся на склонах мощного пика Кома-Педросы, способны излечивать опухоли и очищать труднозаживающие гнойные раны. Хесус Хайме расспросил пастуха, как добраться к одному из таких целебных источников. Старик подробно объяснил дорогу, но предупредил, что источник охраняется молниями и посещение тех мест таит в себе опасность для жизни. На это указывало и название небольшой расселины, где находился источник, — Пламя.

Хесус Хайме отправился в те места, прихватив с собой серебряный кувшин для пробного забора воды. В рассказ пастуха о молниях, стерегущих целебную воду, он не поверил, полагая, что это — одна из народных легенд, каких во множестве он успел понаслушаться от андоррских горцев.

Цели своего путешествия он достиг без особых приключений. В расселине Пламя, однако, ему попался на глаза необычный камень, в центре которого была видна воронка с оплавленными стекловидными краями. Хесус Хайме понял, что перед ним фульгурит — довольно редкое геологическое образование, возникающее при мощном ударе молнии в кварцевую породу. Залюбовавшись на удивительное творение стихий, он не заметил, как внезапно сгустились на небе тучи, и скорее почувствовал позади себя, нежели увидел, вспышку молнии. Над расселиной полыхал слепящий свет и разразился зловещий удар грома, едва не оглушивший путешественника.

Хесус Хайме застыл, как вкопанный, — вторая молния низверглась с небес, и ее чеканная стрела вонзилась в землю. Затем непонятным образом она скрутилась в огненный вихрь, который мгновенно двинулся вверх по расселине, туда, где стекал из-под ледника целебный источник. Хесус Хайме в ужасе далеко отшвырнул свой серебряный кувшин, зная, что металл может притянуть к себе небесный огонь, а сам ничком упал на землю. Кувшин, соприкоснувшись с раскаленным вихрем, расплавился тотчас же, будто был сделан из воска.

Хесус Хайме с предельной ясностью понял, что ему самому тоже не удастся спастись от небесного огня, и мысленно простился с жизнью. Огненный вихрь, распадаясь на отдельные кольца пламени и вновь соединяясь в огромный светящийся шар, накрыл его своим испепеляющим жаром.

Сознание Хесуса Хайме покинуло бездыханное тело и устремилось ввысь. Произошло какое-то странное раздвоение: он как будто видел себя лежащим среди опаленной огнем чахлой растительности и одновременно ощущал свое единство с огненной стихией, стремительно приближавшейся к источнику. Он ощущал себя той самой молнией, которая поразила его тело. Огненный шар коконом обернулся вокруг него и наполнил необыкновенной энергией и силой.

Зрение Хесуса Хайме внезапно обрело удивительную способность: окружающий мир утратил свою материальную плотность и непроницаемость, и взгляду стали доступны мельчайшие частицы, составляющие горные породы, растения и даже то неподвижное тело, которое он так внезапно покинул. Он увидел сердце, печень, желудок, кости скелета, затем он рассмотрел мельчайшие частички, из которых состоят внутренние органы, некоторые из них были похожи на шарики, некоторые — на звездочки, они соединялись, переплетались непостижимым образом.

Когда в своем полете сознание Хесуса Хайме приблизилось к источнику, вода под воздействием огненного жара мгновенно начала превращаться в пар. Но, что удивительно: на том месте, где только что протекала речка, можно было разглядеть застывший слой снежинок. Присмотревшись, Хесус Хайме обнаружил, что это и не снежинки вовсе, а полупрозрачные тени мельчайших частичек воды. Каждая из них была подобна изящной снежной звездочке, а вместе они напоминали драгоценное тончайшее андалузское кружево. Он осознал, что видит след испарившейся воды, недоступный обычному человеческому зрению, причем видит в мельчайших подробностях, словно через сильнейшее увеличительное стекло. «Теперь я знаю тайну воды», — понял он, и эта мысль была последней.

Неизвестно, сколько времени Хесус Хайме пролежал в расселине, пораженный молнией. Когда он очнулся, мир, омытый грозовым ливнем, сиял обновленными красками, а на чистом небе стояла двойная семицветная радуга.

Оглядевшись, он обнаружил, что молния уничтожила всю его одежду, кроме грубых кожаных штанов и тяжелых башмаков. Там, куда упал отброшенный им кувшин, валялся бесформенный кусок оплавленного серебра, а по земле тянулся опаленный след огненного вихря. Тем не менее на своем теле Хесус Хайме не нашел ни малейших ожогов. К своему удивлению, чувствовал он себя превосходно, как если бы заново родился. Легко поднявшись на ноги, отважный путешественник не медля отправился вверх по расселине к источнику.

Память о случившемся заставляла его пристально вглядываться в окружающий пейзаж — хотелось снова увидеть мельчайшую внутреннюю структуру внешнего мира, но, увы! Мир обрел свою прежнюю плотность и непроницаемость для зрения. Но когда он приблизился к источнику и зачерпнул в ладони его холодную воду, чудесная способность вернулась. Он видел, что вода состоит из замечательных по своей красоте микроскопических звездочек. От нахлынувшего счастья Хесусу Хайме захотелось петь, и он во всю мочь молодых и сильных легких принялся распевать псалмы царя Давида — единственное, что пришло на ум.

Он пел, пристально глядя на кристально чистую воду в своих ладонях. И неожиданно вода, словно услышав древнюю мелодию псалмов, начала меняться — форма микроскопических звездочек становилась все более прекрасной и совершенной, а их сочетания — все более гармоничными.

Пораженный этими изменениями, Хесус Хайме решил испытать воду — проверить, как она будет реагировать на другую, грубую и примитивную, мелодию. Он загорланил кабацкую песню испанских моряков, слышанную им не раз в барселонском порту. Вода отреагировала мгновенно: звездные кристаллики распались, и вместо них начали образовываться безобразного вида микроскопические монстры. Особенно отвратительными становились они, когда повторялся припев песни, содержащий откровенные скабрезности. Теперь к этой изменившейся воде было противно прикасаться, словно она превратилась в омерзительные нечистоты.

Хесус Хайме, однако, не выплеснул ее, а снова обратился к пению псалмов. И вода опять среагировала мгновенно — уродливые монстры исчезли, преобразившись в чудесные звездочки. Он окончательно понял, что вода способна «слышать» звук и изменяться под его воздействием. А кроме того, она каким-то непостижимым образом умудрялась «осознавать» смысл слов, причем худые, грязные слова воду портили, а боговдохновенный библейский стих делал ее микроскопическую структуру прекрасной.

Хесус Хайме горько пожалел об утраченном кувшине — как теперь принести воду этого чудесного источника домой? Он задумал прийти сюда еще раз, захватив с собой большой сосуд.

На обратном пути ему пришлось заночевать в деревушке, чтобы поутру пуститься в дальнейшую дорогу на лошадях. Когда он умывался перед сном, то обнаружил, что способность видеть мельчайшую структуру воды у него сохранилась и что вода в тазу не очень приятна на вид. Он решил повторить свой опыт пения над водой, и результат оказался сходным. Вода, взятая для умывания из заурядного деревенского колодца, чудесно преобразилась.

Хесус Хайме выбежал во двор в поисках какого-нибудь ведра с грязной жидкостью или бочки с застоявшейся водой. Именно такую бочку он и нашел в дальнем углу двора. Не обращая внимания на удивленных его поведением хозяев, он запел над бочкой торжественный псалом, и затхлая вода незамедлительно его «услышала». Стало ясно, что не только кристально чистая вода целебного горного источника, но и любая другая, даже самая негожая, способна положительно изменяться под воздействием возвышенного пения.

ЦЕЛЕБНАЯ ВОДА

Хесус Хайме в течение года, воспоследовавшего за этими событиями, изучал не только воздействие звука, слова и музыки на воду, но и воздействие измененной воды на человеческое здоровье. Вскоре ему удалось узнать, что вода, «слышавшая» благословенные звуки, могла применяться как лекарство, врачующее телесные и душевные недуги. Хотя вода реагировала на пение и слова любого человека, мощные целительные свойства она обретала только при его личном воздействии.

В столице Андорры Хесус Хайме прославился благодаря своим опытам с водой не только как врач, но и как духовный целитель. Пациенты верили, что он обладает необыкновенным даром наделять любую воду исцеляющей силой и, возможно, ему ведомы некие Божественные тайны.

И действительно, Хесус Хайме мог сотворять с водой удивительные вещи. Так, взяв три сосуда, наполненные обычной колодезной водой, он отвозил их к колокольням трех храмов, расположенных в таком отдалении друг от друга, что звон колокола в одном не был слышен в двух других. Затем он сливал воедино воду из этих трех сосудов и лечил с ее помощью многие недуги. Эта «трехзвонная» вода помогала роженицам при затяжных родах, опасных гибелью и младенца и матери, способствовала заживлению тяжких ран, избавляла малых детей от золотухи.

Но все же наилучшие результаты исцеления приносила та вода, над которой Хесус Хайме пел псалмы.

ХУАН АНХЕЛИО БЛАВО

Встреча с молнией в горной расселине оказалась знаменательной для судьбы всего поколения Блаво. Энергия Огненного Шара каким-то непонятным образом изменила человеческую природу Хесуса Хайме, и это изменение закрепилось в потомстве.

Когда он женился на младшей дочери одного из знатных людей Андорры и в молодой семье по прошествии года появился на свет сын, очень скоро стало видно, что это необычный ребенок. Малыш с раннего детства не страшился грозы и, несмотря на протесты матери, стремился выбежать из дому, чтобы всласть налюбоваться на молнии.

А однажды мать и изумленные родственники сделались свидетелями дружественной встречи малыша с шаровой молнией. Маленький Хуан Анхелио Блаво считал шаровые молнии своими братьями, утверждая, что в любой момент может пригласить одну из них к себе в гости. Кроме того, он обладал способностью видеть тонкое свечение вокруг человеческих тел и воздействовать на это свечение движением рук, изменяя одновременно и самочувствие человека.

Когда ребенок подрос, отец повез его в горную расселину к целебному источнику, где сам некогда обрел свое целительское дарование. Однако встречи с огненным вихрем на этот раз не произошло: отец и сын вошли в расселину в яркий солнечный день, не предвещавший грозы. А может быть, молнии, охраняющие источник, не считали их чужаками.

Мальчик заинтересовался не столько водой, сколько землей этой местности. Он быстро обнаружил на поверхности гористой скудной почвы места, из которых буквально фонтанировал мощный поток энергии. В какой-то момент он предложил отцу посмотреть на светящийся шар, подымавшийся из земных недр. Хесус Хайме сначала ничего не заметил, но, приглядевшись повнимательнее, сумел узреть тонкое сферическое сияние. Сын обратился к шару, предлагая ему приблизиться, и шар тотчас выполнил просьбу Хуана Анхелио. Мальчик принялся бегать по расселине, а шар следовал за ним, будто бы они играли в догонялки. А затем шар внезапно отодвинулся от мальчика и, взорвавшись с оглушительным треском, исчез.

Хуан Анхелио продемонстрировал отцу удивительное явление, которого тот никогда не видывал: покинув место, где только что стоял, он указал отцу на призрачный образ самого себя, все еще находившийся там. Пристально оглядев местность, Хесус Хайме был поражен тем, что она тут и там сохраняла не только образы сына, но и его самого. Но образы эти походили на антиподы — везде, где у реального человека было черное, у образа оказывалось белое и наоборот. Особенно четко это проявлялось в местах выхода земной силы.

Хуан Анхелио, повзрослев, пожелал сделаться, как и отец, врачом. Медицинское образование, полученное им в Париже, не помешало молодому человеку развивать целительские способности, а лишь обогатило его познания о мире. Хуан Анхелио от природы обладал способностью лечить энергией своих рук, но в Сорбонне получил специальность хирурга. Хирургия в те времена применялась в основном в военной медицине и была не слишком развита. Врачи не осознавали необходимость стерилизовать инструменты и не умели делать анестезию. Поэтому многие пациенты умирали либо на операционном столе от болевого шока, либо в послеоперационный период от гнойных инфекций. Но Хуан Анхелио благодаря своим чудодейственным рукам владел искусством погружать оперируемого в сон и тем самым достигал эффекта обезболивания. Ни один из его пациентов не скончался от гнойного осложнения — руки хирурга уничтожали инфекцию.

Большую часть своей жизни Хуан Анхелио провел во Франции, участвуя в качестве полкового армейского врача во всех военных действиях, которые вела в те времена эта страна. Тем не менее, он не утрачивал связь с землей Андорры, полагая, что обязан ей своими целительскими способностями. Раз в несколько лет он приезжал в родительский дом, чтобы затем отправиться в заветную горную расселину. Там черпал он силы для нелегких занятий военно-полевой хирургией.

Дети Хуана Анхелио — трое сыновей — не унаследовали дарований деда и отца. Один из сыновей всю свою жизнь провел в Андорре, исполняя обязанности судьи, а двое других сделались самыми обычными врачами, получив образование на медицинском факультете Сорбонны. Они строго соблюдали правила врачебной корпорации и, будучи компетентными, добросовестными профессионалами, пользовались почетом и уважением среди своих коллег и пациентов.

Следующий после Хуана Анхелио целитель в роду Блаво появился на свет в 1774 г.

ЛУИС ГАРСИЯ БЛАВО

Луис Гарсия, третий целитель в роду Блаво, был внуком старшего из сыновей Хуана Анхелио — того достойного господина, который не пожелал покидать отчий дом в Андорре и полностью посвятил себя семье, хозяйству и деятельности городского судьи.

Луис Гарсия был седьмым и последним ребенком у своих родителей, причем единственным сыном. Может быть, именно поэтому дедушка, хранитель семейных традиций и преданий, особенно любил внука. Вместе они ездили верхом на лошадях в горы, любовались ледниковыми озерами, ловили в пронзительно холодных горных ручьях форель, переливавшуюся всеми цветами радуги.

В этих поездках дед много рассказывал внуку и о Хуане Анхелио, и о Хесусе Хайме, превратившихся в священную легенду их рода, и мальчик с детства мечтал стать целителем. Ему хотелось поскорее повзрослеть, чтобы поехать учиться в Вену или Париж, а затем с дипломом врача вернуться в родную Андорру и отыскать тот заветный целебный источник на склоне Кома-Педросы, где его славный предок обрел свой целительский дар. Луис Гарсия верил, что там, в горной расселине Пламя, возле источника снова явится небесный огонь и подарит ему чудесную способность исцелять людей.

Родители Луиса Гарсии, хотя и не имели особо значительных доходов, были людьми довольно состоятельными и пользовались в городе уважением как весьма просвещенная и талантливая семья. Они располагали богатой библиотекой, владели свободно испанским, французским и немецким языками и очень любили музицировать. Отец играл на скрипке и шестиструнной испанской гитаре, и друзья считали его виртуозом. А мать превосходно пела, аккомпанируя себе на клавесине. Была в доме и арфа, которую успешно освоила старшая из сестер Луиса Гарсии. По субботам в семье Блаво любили устраивать домашние концерты для друзей и родственников, и мальчик с малых лет глубоко полюбил музыку.

ЮНЫЙ МУЗЫКАНТ

Луис Гарсия рано обучился играть на всех тех музыкальных инструментах, которые имелись дома, и родители, наблюдая эти его успехи, решили, что из сына со временем может получиться выдающийся музыкант. Но для этого нужны были хорошие учителя, и отец вместе с мальчиком отправился в Париж, где жили их родственники.

Свое музыкальное образование Луис Гарсия начал у церковного органиста, в небольшом храме, располагавшемся в одном из предместий французской столицы. Это был храм при госпитале для душевнобольных, которым руководил дядя мальчика — врач-психиатр.

Луис Гарсия прилежно осваивал сложное искусство игры на органе. Точнее сказать, он не столько играл, сколько изучал орга́н и его звуковые возможности, ибо для полноценной игры на этом мощном инструменте парнишке нужно было еще подрасти, развиться физически.

Будучи очень наблюдательным и вдумчивым, Луис Гарсия сумел заметить, как воздействует органная музыка на душевнобольных, которых ежедневно приводили в храм для слушания мессы. Пациенты успокаивались, их лица обретали умиротворенное и просветленное выражение. Многие из них охотно участвовали в хоровом церковном пении, и это способствовало исцелению.

В шестнадцатилетнем возрасте юный органист уже был допущен к исполнению прелюдий — небольших музыкальных импровизаций, предшествовавших мессе. Его прелюдии очень полюбились пациентам госпиталя, поскольку настраивали их на общение с Богом и позволяли временно позабыть о своих страданиях. Луис Гарсия стремился импровизировать именно таким образом, чтобы усилить замеченный им лечебный эффект. Юноша называл свои маленькие сочинения «целительными музыкальными пилюлями».

Дядя, с которым он поделился размышлениями о возможной пользе музыки для лечения душевных болезней, не только одобрил его идеи, но и посоветовал подумать о необходимости получения медицинского образования. Дядя полагал, что Луису Гарсии следует сделаться профессиональным врачом, а не музыкантом, и был готов помочь ему в этом.

Юноша долго обдумывал дядино предложение — ведь в детстве и раннем отрочестве он мечтал изучать медицину и сделаться целителем, но и музыка как профессиональное занятие его сильно манила. И все же стремление быть полезным для страждущих оказалось в нем сильнее, и Луис Гарсия принял решение поступить на медицинский факультет Сорбонны.

КАРЬЕРА ВРАЧА

Молодому человеку во всем сопутствовала удача — курс обучения в университете он закончил с отличием и был принят во врачебную корпорацию, дядя выражал готовность передать ему часть своей практики (то есть уступить определенное число пациентов, которых лечил), что обеспечивало перспективу безбедного существования.

Но Луиса Гарсию прежде всего интересовали новшества в медицинской науке, увлекали свидетельства об опытах исцеления с помощью магнетизма, проводимых великим Мессмером — основоположником психотерапии. Эти интересы начинающего врача были небезопасны для его профессиональной репутации, поскольку маститые профессора Сорбонны считали опыты Мессмера покушением на основы медицины, а тех, кто поддерживал его идеи, — недостойными членства во врачебной корпорации.

Великая французская революция и воспоследовавшие за ней кровавые события в корне изменили жизнь французского общества и потрясли его основы, заставив Луиса Гарсию покинуть Париж и возвратиться в родную Андорру.

Оказавшись в стенах отчего дома, вдали от исторических бурь, он был принужден заново пересмотреть всю свою жизнь и те цели, которые прежде перед собой ставил. В Андорре не было и не могло быть особенно интересной медицинской практики, ибо спокойное течение жизни и здоровая наследственность большинства населения не способствовали возникновению тяжких недугов, а душевные болезни и вообще были редкостью. Молодой врач чувствовал себя не у дел и не видел особого смысла в своей деятельности.

Однажды ночью Луису Гарсии приснился сон — он, облаченный в военный мундир, стоит у подножия египетской пирамиды и с изумлением взирает на мощный столп пламени, исходящий из ее вершины.

Проснувшись, он долго размышлял об этом странном сновидении, поразившем его своей очевидной нелепостью, — Луис Гарсия никогда не намеревался поступить на военную службу, а египетские пирамиды видел только на гравюрах. Особенно необычной деталью сновидения казался ему столп пламени над пирамидой, поскольку в реальности, как ему было известно, никакого пламени там никогда никто не наблюдал.

Но все же этот сон не представлялся ему пустым. Мысленно возвращаясь к нему в течение дня, молодой человек решил, что в сновидении получил знак свыше, указывающий на необходимость посетить ту горную расселину, где протекал целебный источник. Наверное, думал он, огненный столп над пирамидой каким-то образом связан с названием расселины — Пламя.

ПРИКОСНОВЕНИЕ К ПЛАМЕНИ

Уже через двое суток Луис Гарсия достиг этой таинственной местности, надеясь, что именно здесь ему удастся разгадать загадку странного сна и узреть перспективу своей дальнейшей жизни. С ним вместе шел провожатый, простой крестьянин, хорошо знавший здешние горы.

В расселине Пламя их неожиданно накрыла чудовищной силы гроза. Прятаться под деревьями было опасно, и они предпочли попросту вжаться в землю. Крестьянин непрестанно молился, прося Святую Деву простить его приход в это страшное место и спасти его. Внезапно Луис Гарсия испытал прилив огромной жалости к этому несчастному и стыд за то, что так беспечно увлек его в путешествие, опасное для жизни.

Его переживания были прерваны появлением шаровой молнии, вынырнувшей неизвестно откуда прямо перед ними, как если бы разверзлись ворота из иного мира. Огненный шар вплотную приблизился, и Луис Гарсия ощутил присутствие некоей одушевленности, благорасположенной именно к нему. Он смело поднялся и пошел навстречу, ничего не боясь.

«Зачем ты привел сюда чужака?» — услышал он голос, звучавший внутри его сознания, и понял, что крестьянину угрожает гибель. Хотя этот простой человек и провел всю свою жизнь у подножия Кома-Педросы, он не был причастен к тайне Небесного Огня и не должен был переступать недозволенной черты. Луис Гарсия всеми силами своей души просил шаровую молнию пощадить своего спутника и оставить ему жизнь.

Голос, звучавший внутри него, обещал ему это, но сказал, что чужой не должен быть свидетелем встречи Огненных Братьев, и поэтому крестьянин лишится сознания на продолжительное время.

Огненный Шар научил Луиса Гарсию способу оживления людей, пораженных электрическим разрядом, и именно так следовало ему возвратить к жизни крестьянина, когда закончится гроза.

Сопровождаемый своим Огненным Братом, Луис Гарсия поднялся к источнику и напился целебной воды. С первыми каплями драгоценной влаги он почувствовал, что наследственный дар целительства раскрылся в нем. Теперь он знал, что отныне сможет воздействовать своими музыкальными импровизациями на любую воду, превращая ее в сильнейший лекарственный эликсир, а его руки обрели способность чувствовать энергию.

Огненный Шар, прощаясь с ним, предрек Луису Гарсии поездку в Египет, которая должна была состояться через несколько лет. Там ему предстояло постичь какую-то важную тайну, способную избавить людей будущего века от ошибочных и опасных действий.

Шаровая молния исчезла, как бы уйдя в другое измерение, и он остался наедине с полученным знанием.

Гроза закончилась так же неожиданно, как и началась. Луис Гарсия вернулся к тому месту, где лежало бездыханное тело крестьянина, и перенес его под дерево. Затем он совершил все те действия, о которых поведал ему Огненный Шар, и легко вернул к жизни своего спутника. Бедняга ничего не помнил о происшедшем и полагал, что с испугу потерял сознание. Вскоре они оба уже спускались в долину, где виднелась маленькая деревушка.

Предсказание шаровой молнии сбылось в точности, но самым неожиданным для Луиса Гарсии образом. Он получил известность как целитель, обладающий чудесной способностью возвращать к жизни людей, пострадавших от природных электрических разрядов, — тех, кого другие врачи считали умершими. Кроме того, он начал создавать особые лечебные музыкальные композиции для скрипки, гитары и арфы, и их звучание наделяло обычную воду целебными свойствами. Вместе со своими сестрами он много времени посвящал лечебной музыке, и вода, «слышавшая» ее, ценилась пациентами превыше всех прочих медицинских снадобий.

В этой целительской работе прошли годы. Но в один из дней Луис Гарсия получил из Парижа письмо с печальным известием о кончине дяди, который завещал ему небольшое наследство. Луис Гарсия срочно выехал во Францию, превратившуюся к тому времени в воинственную наполеоновскую империю.

ИССЛЕДОВАТЕЛЬ ЕГИПЕТСКИХ ПИРАМИД

Луису Гарсии уже не пришлось на своем веку снова повидать родную Андорру. Жизнь сложилась таким образом, что, женившись на дочери одного из высших офицеров армии Наполеона, молодой Блаво в качестве вольнонаемного врача принял участие в Египетском походе великого полководца и навсегда остался в далекой восточной стране, обзаведшись в Каире просторным домом и перевезя туда из Франции свою жену и детей.

Луис Гарсия всерьез увлекся изучением материальной культуры Древнего Египта, но не как историк или археолог, а именно как врач. Благодаря своим биоэнергетическим способностям он вскоре понял, что пирамида Хеопса, древние обелиски и изображения, украшавшие культовые архитектурные сооружения, обладают уникальной способностью сильнейшего воздействия на все живое, и в частности на человеческий организм. Воздействие это вовсе не было только положительным — при одних условиях египетские древности помогали больному выздороветь, а при других — могли даже здорового, полного сил человека свести в могилу. По-видимому, древнеегипетские жрецы знали какую-то тайну, которую и сумели воплотить строители пирамид, храмов и дворцов этой давно исчезнувшей цивилизации.

Луиса Гарсию более всего интересовало, откуда берется невероятная энергетическая насыщенность, ощущаемая возле египетских пирамид в Гизе и в особенности усиливающаяся ближе к их вершинам. И ему удалось найти ответ на этот вопрос. Впоследствии он доверил бумаге добытые знания, а сделанные на французском языке записи включил в семейный архив, который вывез из Андорры.

Пирамида, полагал он, есть способ добычи жизненной энергии, «огня жизни» из недр Земли — недаром слово «пирамида» в буквальном переводе с греческого языка означает «огонь внутри». Земля, наша планета, считал Луис Гарсия, не мертвая материя, а своеобразная форма жизни, обеспечивающая энергией все живое на своей поверхности. Но энергия эта распределяется в соответствии с еще не известными людям законами, и поэтому где-то пышно зеленеют тропические леса, а где-то растительность весьма скудна или ее почти нет, и на многие мили простирается безжизненная пустыня.

Древнеегипетские жрецы с помощью своей магической инженерии сумели изъять из Земли значительно больше жизненного огня, нежели то соответствовало географическому расположению их страны. Ребра воздвигаемых по их проектам пирамид выполняли роль своеобразных силовых кабелей, по которым вверх подымался мощный поток энергии.

Пользуясь своими способностями чувствовать энергетические потоки, Луис Гарсия исследовал силовые линии, по которым к пирамиде текла энергия Земли. Они начинались далеко за пределами пирамидальных сооружений. Каждая из таких силовых линий возникала только благодаря существованию пирамиды, и ее ребра инициировали процесс вытягивания энергии.

Пирамиды, подобно гигантским вампирам, высасывали жизненные силы со всех прилегающих к ним территорий, постепенно превращая их в пустыню. При этом внутри магических сооружений могли происходить различные энергетические «чудеса» —

многие сутки не скисало, например, молоко или затупленное лезвие постепенно обретало прежнюю остроту. И весьма возможно, что погребенные в пирамидах царственные останки — мумии фараонов — продолжали многие и многие столетия сохранять магическую силу, необходимую для поддержания господства их потомков над своими подданными. А избыток энергии, похищенной у Земли, уходил через вершину сооружения без всякого смысла.

В результате вампирической работы пирамид в их окрестностях медленно, но неуклонно начинали происходить неблагоприятные климатические изменения, и окружающая среда постепенно разрушалась. Масштаб этой медленной катастрофы определялся размерами пирамиды, поскольку чем больше была высота такого сооружения, тем значительнее оказывалась и площадь энергетического опустошения, охватываемая его зловещим воздействием.

Коварство древнеегипетской магической инженерии состояло в том, полагал Луис Гарсия, что первоначально, до той поры, покуда территории — энергетические доноры пирамиды не истощились, вокруг нее образовывалась зона процветания — благоденственный оазис. Но с ходом времени такая зона начинала сокращаться, а территории-доноры терпели природные бедствия. Там, где прежде плодоносили фруктовые сады и виноградники, появлялась безжизненная пустыня. В конце концов энергетическое сверхблагополучие сохранилось лишь внутри самих пирамид, где «огонь жизни» все продолжает творить свои чудеса.

Луис Гарсия предвидел то время, когда любознательные умы людей грядущего XX в. попытаются разгадать секреты древнеегипетской магической инженерии и наивно попытаются начать чуть ли не повсеместное строительство пирамид, не понимая их хищнической и разрушительной сути. В своих записях он предостерегал потомков от подобных пагубных попыток, называя этот путь ложным и враждебным природе.

Ушел из жизни Луис Гарсия в очень преклонном возрасте, не дожив до своего столетнего юбилея всего лишь три года. Его спокойная и светлая старость протекала в обществе дочери и ее небольшого семейства, пожелавшего связать свою дальнейшую судьбу с Ближним Востоком.

ДАВИД БЛАВО

Единственный сын Луиса Гарсии, названный Давидом в честь библейского псалмопевца царя Давида, вступил в брак с юной русской дворянкой, дочерью отставного военного врача, путешествовавшей по Египту вместе с вдовым отцом, страстным любителем древностей. Луис Гарсия, прибывавший тогда в возрасте зрелой мудрости и расцвета своих духовных дарований, благословил этот брак.

Вечером накануне отъезда молодой четы в Санкт-Петербург он предрек сыну, что у того откроются целительские способности в день появления на свет его первенца, и передал ему семейный архив с просьбой хранить и пополнять его.

«Теперь далекая Россия станет твоим отечеством и родиной твоих потомков. Помни, что призвание нашего рода — исцелять страждущих. Будь верен миссии, и священный огонь проявится в поколениях твоих сыновей, внуков и правнуков», — сказал он на прощанье, предчувствуя, что расстаются они в этой жизни навсегда.

СЕМЕЙНАЯ ТАЙНА

Скрупулезно изучая архивные бумаги, я сумел составить себе довольно отчетливое представление о дальнейшей истории рода Блаво — той его ветви, которая прочно прижилась на российской почве. Врачебная профессия и целительские дарования передавались по наследству в семье моего отца, но открыто афишировать особые способности было не принято.

Любовь к людям, безграничная преданность интересам пациентов, вера в скрытый потенциал человеческой природы сделались фамильными чертами тех членов нашей семьи, которые посвятили себя целительству, и эти достойные качества поддерживались соответствующим воспитанием.

Легкие, веселые, общительные Блаво все без исключения увлекались музыкой, много путешествовали и везде, где им доводилось побывать, изучали народную медицину и древние традиции духовного развития.

Но в истории этой семьи присутствовала какая-то тайна, связанная с личностью моего прадеда и его судьбой. Было известно, как я уже упоминал на страницах настоящей книги, что этот прекрасно образованный молодой врач внезапно уехал в Сибирь, увезя с собой семейный архив. О дальнейшей его жизни какие-либо внятные сведения ограничивались тем, дорогие читатели, что я уже поведал вам в конце первой главы.

Следы моего прадеда, как и следы петербургской общины целителей, словно растворились во времени. Однако люди, которым на воспитание был передан его маленький сын, родившийся в Сибири, не только сохранили архив Блаво, но и о многом сообщили устно своему приемышу — моему деду, а тот в свою очередь посвятил в эти рассказы и моего отца.

Но мне отец повествовал больше об андоррских предках, нежели об авторе завещания, призывавшего меня отправиться в далекое таежное путешествие. Да и о самом факте существования этого завещания отец никогда не упоминал. Еще будучи подростком, я проявлял любопытство к судьбе прадеда, но отец останавливал мои вопросы одной-единственной фразой: «Все познается в свое время, и это — лучший путь для человека».

Теперь, как я и предчувствовал, близилось время постижения этой семейной тайны, и во мне зрела готовность отправиться за ее разгадкой хотя бы и на край света.

Мои предки и по материнской, и по отцовской линиям были целителями, и не было ничего удивительного и странного в том, что и мне предстоит во всей полноте раскрыть в себе этот дар, чтобы затем без остатка отдать его людям. И если для этого необходимо путешествие в Сибирь, то я смогу добраться туда даже пешком и без обуви, как принято идти к святому месту.

ОБРЕТЕНИЕ СОКРОВЕННОГО ЗНАНИЯ

ТРОПА В НЕЗРИМЫЙ МИР

Настало наконец лето, которое я планировал провести в Восточной Сибири, надеясь исполнить завещание прадеда.

В начале июня я снарядился в одиночную экспедицию к подножию Верхоянского хребта, руководствуясь лишь выполненной прадедом картой. Я рассчитывал на содействие старожила тех мест отставного топографа Ильи Никитича Ярцева, чей адрес хранился в нашем семейном архиве.

Илье Никитичу, проживавшему в небольшом таежном селе, я заблаговременно отправил письмо с изложением сведений о себе, намерения посетить сибирские края в поисках затерянных во времени следов петербургских переселенцев и просьбы принять меня на постой.

Обстоятельства, по-видимому, сложились удачно — ответ из Сибири пришел раньше, чем можно было ожидать. В послании, написанном старческой, но вполне твердой рукой Ильи Никитича, содержался подробный маршрут, которым следовало добираться до его местожительства. Завершалось письмо весьма энергично: «Не мешкай! Жду».

Путешествие предстояло непростое — длительный авиаперелет с тремя пересадками, продвижение речным пароходиком, отнюдь не напоминающим комфортабельные волжские лайнеры, затем — попутными автофургонами, доставляющими грузы геологам по тряским таежным дорогам вглубь сибирского края, а дальше, до конечного пункта — как повезет.

И, тем не менее, на каждом этапе пути меня сопровождала удача, как будто специально заставлявшая обстоятельства сходиться наилучшим образом, без ненужных приключений и проволочек.

ИЛЬЯ НИКИТИЧ

В живописном небольшом селе, окруженном зеленым морем тайги, дом Ярцевых, солидно и основательно построенный, мне указал первый встреченный мальчишка.

Илья Никитич оказался крепким жилистым стариком, простым и благожелательным в общении. Расспросив подробно обо мне, он и о себе сообщил кое-какие сведения. С родителями моего отца он сблизился в студенческие годы, когда учился в Ленинграде на географическом факультете университета. В Восточную Сибирь приехал в конце 50-х годов с отрядом изыскателей, обследовавшим бассейн Лены — огромную и малонаселенную территорию. Тогда предполагалось развернуть на Лене строительство каскада сверхмощных гидроэлектростанций. Впоследствии эти планы были признаны преждевременными, а изыскательские и проектные работы свернули. Но Илья Никитич возвращаться в Ленинград не пожелал, поскольку встретил в сибирском краю свою любовь — девушку из старообрядческой семьи. Чтобы соединить с нею свою судьбу, он порвал с прежним образом жизни, принял старую веру и навсегда остался в далеком таежном селе, поскольку уезжать из родных мест его супруга наотрез отказалась.

Обучился Илья Никитич промышлять охотой, а кроме того, пристрастился к пчеловодству, которое считал «делом серьезным и требующим духовной чистоты». Он близко сошелся с местным населением — не только русским, но и коренным, хорошо изучил обычаи и уклад жизни сибирских народов, обитавших в бассейне Лены. Особым его увлечением сделалась история старообрядческих поселений на этой территории: Илья Никитич собирал сведения о таких поселениях — бывших и существующих поныне — по крупицам, мечтая со временем передать накопленные материалы в какой-нибудь научный центр.

Относительно моего интереса к общине петербургских переселенцев и намерения разведать следы ее пребывания у подножия Верхоянского хребта старый топограф высказался, однако, как-то туманно:

— Здесь про них едва ли кто знает. Нам с тобой в тайгу идти придется, чтобы тебе пообвыкнуть для начала, а потом, может статься, что-то и узнаешь, если будет дозволение.

НА ТАЕЖНОЙ ЗАИМКЕ

Через двое суток он повел меня на крохотную таежную заимку, где стоял небольшой старый домишко, доставшийся Илье Никитичу в наследство от тестя, и где располагалась пасека, которую старый топограф называл своей «аптекой». Илья Никитич хорошо знал медоносную таежную флору и поставил эту пасеку в местах, богатых особыми целебными растениями. Как я вскоре понял, он прекрасно владел сложнейшим искусством медолечения и восстановления здоровья с помощью других продуктов пчеловодства — перги, маточного молочка, прополиса и так называемого «пчелиного хлеба».

Обвыкался я на заимке недели три, пользуясь случаем побольше узнать о целительских секретах Ильи Никитича, которые он без утайки мне излагал, попутно сообщая и об особенностях сибирского траволечения.

Мы совершали частые и продолжительные вылазки вглубь тайги, иногда — с ночевками. Старый топограф с увлечением показывал мне места, где прежде живали старообрядцы, укрывавшиеся в таежных дебрях от мира. Гонимые властями еще в царские времена, они бежали в Восточную Сибирь в надежде отыскать легендарное Беловодье — мифическую страну, где вдали от людей, «позабывших истинную веру», процветает «древнее благочестие», духовное подвижничество. Но не найдя дороги в эту благословенную землю, беженцы селились семьями в таежных дебрях, на тайных заимках. Старообрядцы безвестно проживали в таких отшельнических укрытиях маленькими общинами долгие десятилетия, сами обеспечивая себя всем необходимым благодаря сельскохозяйственным занятиям, ремесленному труду, охоте и рыболовству.

Много позднее, уже при Советской власти, геологи или топографы, бывало, натыкались на подобные уединенные поселения. Ничего, кроме обоюдно неприятных хлопот, такого рода случайные встречи не сулили — изыскатели были обязаны сообщать, куда следует, о безвестных поселенцах, и делали это с тяжелым сердцем, а мирным отшельникам предстояли все трудности легализации, знакомства с новой властью и далекими от религии устоями чуждого им советского быта и хозяйственного уклада.

Понаглядевшись в наших с Ильей Никитичем походах на поросшие подлеском развалины старообрядческих хуторков и тайных заимок, понаслушавшись его драматичных и печальных рассказов, я начал терять надежду на осуществление цели моей экспедиции — ведь об общине выходцев из Санкт-Петербурга он в своих рассказах даже и не упоминал. Но в один из дней мой хозяин без каких-либо предисловий заявил, что завтра пойдем «смотреть питерских», и его слова наполнили мое сердце волнующим предчувствием.

ПЕПЕЛИЩЕ ПРЕДКОВ

Собираясь с вечера в путь, я приметил, что Илья Никитич положил в свой рюкзак небольшую банку меда — из тех «неприкосновенных запасов», которыми меня прежде не угощал, говоря о них как о предназначенных на особый случай.

Мне сделалось любопытно, зачем ему в пути эта лишняя тяжесть. На мой вопрос Илья Никитич необычно строгим тоном, пристально взглянув из-под седых кустистых бровей, отвечал:

— Не для себя беру, для тебя. Без этой сласти ты к ним в деревню не войдешь, потому как дозволения не будет.

Из его странных слов я ничего не понял, но посчитал дальнейшие расспросы неуместными, ибо старик надолго замолчал, уйдя в собственные раздумья.

Назавтра, выступив спозаранку в путь, мы часа три пробирались тропами, уже хорошо мне известными, но затем свернули куда-то вглубь нехоженого, как мне показалось, леса. Таежный гнус, к которому я, насколько это вообще возможно, успел попривыкнуть, здесь проявлял какую-то немыслимую вампирическую ярость. Но овладевшее мною чувство близости осуществления цели экспедиции помогало преодолеть тяготы пути в окружении летучих кровососов.

Вскоре Илья Никитич вывел меня к реке — крохотному притоку Лены, о существовании которого я и не подозревал. Какое-то время мы продвигались лесистым берегом вверх по течению, и усталость уже давала о себе знать. Я ощущал сильное желание остановиться, сбросить с плеч рюкзак и умыться чистой речной водой.

Неутомимый старик как будто бы услыхал мои мысли и вымолвил, не оборачиваясь:

— Потерпи еще малость, почти что пришли.

Я огляделся по сторонам, но не увидал ничего, кроме все того же лесного пейзажа. У излучины реки мы обогнули плотную стену зарослей, и внезапно перед моими глазами открылось совершенно неожиданное зрелище — обширное пепелище, окаймленное вековым лесом. Я застыл изумленно — это были следы не таежного пожарища, а останки уничтоженного огнем поселения.

Когда-то здесь, по-видимому, стояла деревня в одну улицу, упиравшуюся в какое-то довольно большое строение — церковку или общественный амбар. Но об этом можно было лишь догадываться по очертаниям выгоревших венцов — обугленных мощных бревен, образовывавших надземное основание изб. Трудно было понять, почему бушевавший в этом месте пожар не затронул окружающего леса.

Хотя Илья Никитич молчал, мне сделалось абсолютно очевидно, что наше путешествие достигло своей цели, и в душе возникло горестное разочарование — неужели ради созерцания странного пепелища в таежной глухомани я предпринял столь далекую экспедицию, неужели это все, что мне дано здесь увидеть?

Между тем Илья Никитич развязал свой рюкзак и принялся раскладывать нашу нехитрую привальную трапезу. Он словно не замечал моего недоумения и ничем не выражал готовности к разговору.

В какой-то степени я все еще продолжал надеяться на некие разъяснения с его стороны, на повествование, которое старик, возможно, собирался изложить мне именно здесь, где когда-то жили питерские переселенцы. Но Илья Никитич лишь жестом предложил присесть, не прерывая тягостного молчания.

Подумав, что старик шибко устал с дороги и проголодался, я решил отложить серьезный разговор, собираясь вернуться к нему после еды.

Когда мы удобно расположились, Илья Никитич извлек из недр рюкзака баночку с заветным медом и неожиданно приказал мне разом выпить все ее содержимое — эдак грамм 200 одним махом, что называется. Я опешил — такое количество меда, продукта высокой биологической активности, съесть в течение одной трапезы, а не то чтобы разом, мне никогда прежде не приходилось, и сама эта идея казалась прямо-таки дикой. Никакими аллергическими реакциями я не страдал и на поджелудочную железу не жаловался, но все-таки подобная сахарная нагрузка на организм представлялась мне чрезмерной и потенциально опасной.

— Пей, говорю, — сурово и твердо повторил свое приказание Илья Никитич, и я против собственной воли и здравого разумения повиновался.

Тягучее, до приторной горечи ароматное и сладкое вещество обожгло рот. Каждый глоток давался мне с неимоверным трудом — в носоглотке сделалось неимоверно щекотно, как будто тысяча муравьев впились в слизистую, но ни чихнуть, ни вздохнуть я не был в состоянии. В глазах потемнело, уши наполнились звоном, и в сознании возникла фантастическая картина пышного цветения дурманной болотной растительности.

Одолев через силу последние капли этого ужасного по своему воздействию меда, я непроизвольно выронил опустевшую банку и несколько мгновений сидел неподвижно, ошалело уставившись на Илью Никитича. Было такое ощущение, словно кровь начинает закипать, а тело — расширяться в объеме. Вся кожа под одеждой горела, как если бы меня нещадно до волдырей отстегали крапивой. Припомнились разом все мои непонятные детские лихорадочные состояния, заканчивавшиеся комой и клинической смертью, — все семь «визитов» за грань земного бытия.

«Умираю», — пронеслось в моем угасающем сознании, и душа, покинув телесную оболочку, устремилась в безбрежную небесную синь.

ПО ТУ СТОРОНУ ВРЕМЕНИ

Очнувшись, я обнаружил себя стоящим у околицы деревни, окруженной зеленой стеной хвойного леса. В теле ощущалась удивительная легкость, а на сердце — безмятежный покой. Все предшествовавшее помнилось ясно, но вместе с тем казалось совершенно незначимым, отодвинутым на периферию сознания. И меня нисколько не волновало, куда подевался Илья Никитич. Однако необходимо было установить, где я сам-то нахожусь.

Деревня, которую я первоначально принял за одно из отшельнических старообрядческих поселений, встретила меня полным молчанием — ни собачьего лая, ни петушиных голосов, ни каких либо обычных в сельском быту хозяйственных шумов. Солнце в зените — и абсолютная тишина. Поражало и отсутствие гнуса, комаров.

Вступая в пределы поселения, я не чувствовал и характерного жилого духа, хотя за время пребывания в таежных краях чутье на запахи человеческого жилья у меня резко обострилось.

Надобно было определяться с ситуацией и следовало не таясь зайти к кому-нибудь из сельчан. Таиться, надеясь самому разобраться в обстановке, в таких случаях небезопасно — можно и пулю схлопотать. Сибирские нравы круты — у деревенских жителей огнестрельное охотничье оружие всегда под рукой, ибо по тайге немало лихого люда бродит.

На дверях ближайшей избы замка не было, но на мой стук и крики никто не откликнулся. То же самое ожидало меня у порога следующего дома и еще нескольких, обойдя которые я нигде не приметил присутствия хозяев или какой-нибудь домашней живности.

По-видимому, деревня пустовала и оставлена жителями довольно давно, хотя ни двери, ни окна изб не были заколочены. Повнимательней приглядевшись, я убедился в этом. Единственная улица, по обеим сторонам которой стояли крепкие, добротные избы-пятистенки, успела подзарасти травой, в огородах вымахал бурьян, да и постройки кое-где нуждались в ремонте.

Мое внимание привлек вместительный общественный амбар, видневшийся на противоположном краю деревни. Необычные для сельской местности очертания его островерхой пирамидальной крыши подсказывали мне, что, скорее всего, никакой это не амбар и строение имеет вовсе не хозяйственное предназначение. Но и на старообрядческий храм оно ничем не походило.

Я был заинтригован тайной обезлюдевшей деревни и решился самочинно, на свой страх и риск обследовать каждую из тринадцати изб, после чего заглянуть и в «амбар».

Внутри пустующих домов царил образцовый порядок, даже пыли, к моему удивлению, не было, а не то что паутины и иных признаков заброшенного жилья. Вглядываясь в скромные деревенские интерьеры, я вскоре понял, что сельчане не принадлежали к старообрядческой вере — нигде не присутствовали характерные для старообрядческого обихода божницы с меднолитыми иконами или крестами, религиозные старописьменные книги. Икон вообще почти что не наблюдалось — лишь в одной избе я наткнулся на два бесхитростных новодела, созданных, вероятно, в самом начале XX века.

Но вот что необыкновенно поразило меня — в каждом доме имелась небольшая библиотечка, довольно странная для деревенских жилищ по своему подбору. На аккуратных самодельных полках стояли старинные издания на русском и западноевропейских языках — книги по теософии, переводы восточных религиозно-философских текстов, трактаты по вопросам медицины, алхимии, труды по эзотерическим наукам, изданные в Лондоне, Париже, Санкт-Петербурге, Гейдельберге.

Кто привез в таежную глухую деревню эти книги? Зачем и кому они могли понадобиться в обстановке сурового сибирского быта? Что за люди проживали в опустевшем поселении и куда они ушли, опрятно прибрав свои дома, но не удосужившись хотя бы запереть двери и закрыть оконные ставни?

ДНЕВНИК ОБЩИНЫ ПЕТЕРБУРГСКИХ ПЕРЕСЕЛЕНЦЕВ

Ответы на эти вопросы я неожиданно для себя обрел в доме, располагавшемся неподалеку от «амбара». Когда я вошел туда и осмотрелся, первым, что бросилось в глаза, была стопка из семи тетрадей в кожаных переплетах ручной работы, как бы специально выставленная на середину обеденного стола. Открыв ту, что лежала сверху, я моментально узнал каллиграфический почерк моего прадеда, знакомый по заветному письму, позвавшему меня в Сибирь.

Передо мною лежал дневник общины петербургских переселенцев, который велся моим прадедом в течение всех лет пребывания в таежных дебрях у подножия Верхоянского хребта. Я был несказанно счастлив и, усевшись на лавку возле стола, пододвинул тетрадь поближе к солнечному свету, струившемуся из оконца, и углубился в чтение драгоценного документа.

Начальные страницы первой тетради посвящались изложению сведений о членах общины, цели их переезда на жительство в сибирские края, краткому описанию путешествия — маршрута, способов передвижения, первичного контакта с местным населением, предварявшего начало отшельнической жизни в тайге.

В списке указывались 26 фамилий мужчин и женщин, прежде проживавших в Санкт-Петербурге. Под седьмым номером стояли фамилия, имя и отчество моего прадеда, врача-психиатра по профессии, получившего образование в Швейцарии, в прославленном Цюрихском университете.

Против правил, принятых в канцеляриях царского времени, вероисповедание этих людей нигде не упоминалось, но отмечалось, из каких народов происходили члены общины. Большинство составляли русские, но были и малороссы (украинцы), и евреи, и татары, а кроме того, — один весьма просвещенный бурят, знаток тибетской медицины.

Этих людей объединял интерес к целительству как проявлению духовного потенциала человеческой природы и увлечение теософскими идеями. Они сдружились и сблизились для поиска древней мудрости и раскрытия сверхспособностей, свойственных человеку, но не получающих развития в условиях машинной цивилизации.

Они нашли друг друга в многонациональной столице Российской империи, руководствуясь лишь одним стремлением — создать общину единомышленников. Совместными усилиями эти дерзновенные мечтатели надеялись пробиться к высшему знанию о причинах болезней и утраты здоровья и научиться исцелять людей без применения лекарств и хирургического вмешательства. Они твердо верили, что каждый человек обладает возможностью жить более 100 лет и завершать свой земной путь спокойно, без каких-либо недугов и старческого слабоумия. Жизнь, по их мнению, должна заканчиваться тогда, когда физическое тело исчерпает свой ресурс, а личность будет готова оставить этот мир без сожаления, ибо успеет полностью реализовать себя.

В сибирские края этих людей, называвших себя «петербургской общиной целителей», привела не приверженность к уединенной жизни вдали от шума и лязга цивилизации, а убежденность, что здесь, на берегу малоизвестного притока Лены, близ подножия Верхоянского хребта, располагается особая сакральная территория, наиболее пригодная для духовного дерзания — восхождения в мир высшего знания.

Место, где будет построена их общинная деревня — деревня целителей, будущие переселенцы выбрали заранее. С этой целью они внимательно изучили эзотерическую литературу об энергетических особенностях различных районов нашей планеты, устные предания о священных землях, сохраненные носителями разнообразных религиозных традиций, мифы и эпические сказания о древнейших, доисторических человеческих общностях.

Кроме того, петербургская община целителей владела искусством коллективной медитации, помогавшей воплощать в действительности творческие замыслы и предвидеть наступление особо важных событий. В 1903 году несколько членов общины почти одновременно в состоянии медитативного созерцания получили знаки, предвещавшие грядущее катастрофическое развитие исторического процесса в России. На основании этого коллективно было принято решение перебраться как можно скорее на избранную территорию, затратив на интенсивную подготовку к переселению не более двух лет.

Изрядно подготовив себя к жизни в таежных дебрях — обучившись простым ремеслам и основам сельского хозяйства, закалив свой дух и тело посредством детально разработанной системы упражнений, они ликвидировали собственное движимое и недвижимое имущество и в положенный срок покинули Санкт-Петербург, не разглашая никому из посторонних свой замысел.

Им пришлось продвигаться к конечному пункту своего путешествия сначала по железной дороге, потом речным транспортом, а последний участок пути они одолели на лошадях, специально приобретенных в Сибири. Никто не повернул вспять, испугавшись трудностей, не занемог в нелегкой дороге. Как я понял из повествования, это были необыкновенно крепкие люди, достаточно молодые и, по всей видимости, абсолютно здоровые телом и душой.

Прибыв на место, общинники два года потратили на обустройство, в великих трудах и лишениях отстроив для себя лесную обитель — деревню целителей, надежно укрытую от постороннего внимания. Впрочем, спрятаться от мира в тех краях несложно — бассейн Лены столь обширен и безлюден, что мог бы вместить в себя четыре Франции.

Суровый климат, аскетический образ жизни и тяжелый простой труд не принудили общинников огрубеть душевно и позабыть о своей высокой цели, хотя такое частенько происходит в наши дни с теми, кто, покинув городской благоустроенный быт, устремляется на жительство в деревню ради сохранения собственного здоровья и продления жизни.

ДУХОВНЫЕ ПРОЗРЕНИЯ МОЕГО ПРАДЕДА

Читая дневник общины, я узнал, что поселенцам удавалось даже в самые тяжелые — первоначальные — месяцы уделять время занятиям коллективной медитацией. Предметом этой медитации служил образ некоей прекрасной планеты, мысленными обитателями которой они становились ежедневно в течение часа. Описание этой планеты как две капли воды походило на мои детские видения, полученные в состоянии клинической смерти.

Целью подобных психических упражнений было не праздное фантазирование, а развитие творческого воображения — максимальная мобилизация правого полушария головного мозга, обычно более активного у художников, музыкантов, поэтов, а кроме того — у левшей. Именно мой прадед, как следовало из текста общинной летописи, предложил назвать эту медитативную планету Блавонтальной — то ли в честь основательницы теософского движения Блаватской, то ли в память своих собственных предков, принесших из глубины веков на российскую землю благозвучное и певучее имя «Блаво». И эта идея пришлась по сердцу всем без исключения поселенцам — моего прадеда, по-видимому, любили и уважали.

Коллективные «путешествия» на Блавонтальную планету укрепляли не только их душевные, но и физические силы, давали чудесный заряд здоровья. В течение двух лет, потраченных на строительство деревни, никакие хвори, травмы, уныние и печали не коснулись никого из бывших петербургских жителей, превратившихся в обитателей таежного края.

Питались поселенцы по преимуществу растительной пищей, добавляя к ней лишь рыбу, выловленную в реке. Какого-либо специального запрета на употребление мяса и занятия охотой у них не было, но никто не обнаруживал подобных устремлений.

Контакты с внешним миром ограничивались посещением легальных и тайных старообрядческих поселений, когда обнаруживалась нужда в приобретении материалов для изготовления теплой одежды — тулупов, меховых шапок или шерстяной пряжи для вязания кофт и свитеров. У старообрядцев общинники покупали и грубые домотканые холсты. Расплачивались за подобные нехитрые покупки серебряными монетами царской чеканки, беря их по мере надобности из общинного фонда, составленного перед отъездом из Санкт-Петербурга. Деньги тратились медленно, поскольку старообрядцы не были стяжателями и не запрашивали высокой цены за свой товар.

Но их жизнь никоим образом не сводилась к повседневным хлопотам. Поставив целью достичь высшего знания совокупными духовными усилиями, поселенцы практиковали целую систему методов, преобразующих индивидуальное сознание. Дыхательные упражнения помогали сделать ум ясным, сосредоточенным, способным в состоянии созерцания временно покидать телесную бренную оболочку, оставаясь связанным с нею лишь тончайшей энергетической «нитью». Во время подобных целенаправленных «путешествий» сознания тело как бы спало, а ум в бессловесном познании устремлялся ввысь.

Мой прадед первым из общинников, как отмечалось в дневнике, достиг в созерцании некоего внепространственного и вневременного «Высшего мира» и вошел в нечувственный контакт с сознанием других людей, пребывавших в аналогичном духовном поиске. Благодаря этому поселенцы узнали, что общины, подобные их собственной, существуют в разных концах Земли — в девственных лесах Амазонки, в Южной Индии, на острове Лусон, входящем в состав Филиппинского архипелага, в Бирме, на Мадагаскаре, в неприступных горах Тибета и даже в одном из маленьких городков, затерянных в Швейцарских Альпах*.

---

* Впоследствии я посетил многие из упомянутых мест и обнаружил там следы таких общин.

Вскоре каждый из поселенцев освоил опыт моего прадеда, обучившись его методу созерцания. Обретя способность к «ментальному общению» с другими искателями высшего знания, они, тем не менее, сохранили здоровый скепсис, боясь по ошибке принять желаемое за действительное. Когда в коллективных медитациях жители деревни целителей вступали в контакт с другими общинами и узнавали нечто новое о Высшем мире и о том, какие события могут в ближайшие годы произойти на Земле, поселенцы подробно обсуждали эти свои «эксперименты». Их волновал вопрос — реален ли полученный в созерцании опыт или же его следует счесть родом коллективного самогипноза, своеобразным сновидением?

В конце концов поселенцы признали в качестве факта: если все происходящее с ними в состоянии медитации и можно счесть сновидением, то снятся такие сновидения всей общине одновременно — вот такой один на всех сон, а иногда и с продолжением.

У некоторых семейных поселенцев родились дети. Уже в самом раннем возрасте они проявляли прямо-таки выдающиеся умственные способности — очень легко осваивали чтение, с голоса взрослых заучивали стихи и песни. А присутствуя вместе с родителями на общинных медитациях, малютки не кричали и никому не мешали. Как раз напротив — чистая и светлая психическая энергия детей поразительным образом усиливала общую медитацию, в результате чего коллективные «посещения» Высшего мира сделались более продолжительными и информативными. В семье моего прадеда сын появился уже в конце второго года сибирского житья.

ПОСЛАНИЕ ИЗ ВЫСШЕГО МИРА

В январе 1908 года общинники в состоянии созерцания получили «послание»: вскоре на территории Сибири, в районе небольшой речушки Подкаменная Тунгуска должно было произойти сверхмощное энергетическое событие, которое люди Земли сочтут падением гигантского метеорита. Именно в это время поселенцам предоставлялся шанс оставить свои человеческие материальные тела и, пользуясь силой коллективной медитации, навсегда уйти в горние выси Высшего мира.

«Вы образуете особый мощный эгрегор — коллективную энергетическую сущность, которая будет помогать российским целителям благодаря тому, что один из ваших потомков получит возможность вступить с вами в непосредственный контакт. Он сделается наставником для великого множества одаренных людей в вашей стране», —

говорилось в этом «послании». Общинникам рекомендовалось покинуть Землю, поскольку их миссия в материальных телах уже завершилась, а на самой Земле, в частности в России, ожидалось наступление периода войн и революций, неблагоприятного для дальнейшей духовной работы. Этот период должен был завершиться во второй половине XX века.

Петербургские переселенцы приняли «послание» со всей серьезностью и решили, что до ухода в Высший мир необходимо устроить малых детей на воспитание к надежным людям из старообрядческой среды, снабдив их необходимыми документами, свидетельствующими о родителях, и письмами, обращенными к потомкам, с призывом приехать в священные места, где когда-то стояла деревня целителей. Мой прадед подробно указал на последних страницах общинного дневника, куда и кому направлялись на воспитание сыновья и дочери общинников.

Дневник заканчивался рисунком, на котором изображался четкий план деревни, причем от дверей дома, где я находился в настоящий момент, вела красная стрелка в направлении строения, принятого мною за «амбар». В этом усматривалось настоятельное приглашение посетить странное строение. И мне подумалось — может быть, там хранятся записи знаний, полученных общинниками из Высшего мира, поскольку нигде в дневнике не говорилось, что именно такого они узнали о тайнах целительства, ради чего стоило бы переселяться на «сакральную территорию» и порывать с комфортной и привычной жизнью в Санкт-Петербурге.

ПРИЖИЗНЕННАЯ РЕИНКАРНАЦИЯ

Оказавшись на улице, я был прямо-таки поражен тем обстоятельном, что солнце, как и прежде, стояло в зените, хотя чтение объемистых кожаных тетрадей должно было занять, по меньшей мере, несколько часов. Но раздумывать, почему время как бы остановилось, мне не хотелось, и быстрыми шагами я направился к «амбару».

Подойдя к его дверям, я увидел, что они закрыты на щеколду изнутри, что немного настораживало, но все же нисколько не пугало. У порога лежала остро заточенная палочка, с помощью которой, оказалось, совсем несложно отодвинуть щеколду через довольно широкую щель между дверными створками.

Буквально через минуту я вошел в помещение, освещенное изнутри слабым сиянием. Оглядевшись в поисках источника света, я увидел вверху на противоположной стене монументальную семиконечную звезду, выполненную, вероятно, из какого-то металла.* Непонятно было, сияет ли она сама по себе или отражает свет, проникающий через растворенные мною двери.

Когда глаза привыкли к полумраку, передо мной открылась ошеломляющая картина. На светлом дощатом полу недвижно лежали человеческие тела, облаченные в белые одежды. Своим геометрически выверенным порядком они образовывали семиугольник, в центре которого оставалось пустое пространство.

Я внимательно обследовал каждое из тел, желая понять, что здесь произошло. Ни дыхания, ни пульса не обнаруживалось; бледная, воскового оттенка кожа была прохладна, но не холодна на ощупь. Казалось, люди пребывают в глубочайшем летаргическом сне. Однако, будучи уже очень неплохо знаком с медициной, я понимал, что они мертвы, причем мертвы давно.

И тем не менее, никаких признаков разложения или мумификации тел не наблюдалось, как и признаков насильственной смерти или самоотравления. Лица сохранили умиротворенное выражение и ничем не

---

* О семиконечной звезде, и ее особых эзотерических свойствах можно прочитать в книге Рушеля Блаво «Семь сильнейших талисманов Звезда-Семерида. — СПб.: Издательство «прайм-ЕВРОЗНАК», 2003г.

напоминали вид усопших. Воздух в «амбаре» имел приятный легкий запах, слегка походивший на аромат церковных благовоний. Находиться в этой атмосфере было, как ни странно, приятно — ни страх, ни печаль не омрачали светлого покоя, снизошедшего на меня.

Тело своего прадеда я опознал сразу — по чрезвычайно выраженному нашему с ним внешнему сходству. По-видимому, он закончил свой земной путь в возрасте немногим за сорок, в расцвете жизненных сил — ни седины, ни морщин. Сомкнутые особым образом кисти его рук свидетельствовали о природной мощи и одновременно — о удивительной одухотворенной красоте.

Повинуясь неизвестно откуда возникшему беззвучному призыву, я вошел в центр семиконечной звезды, выложенной телами этих удивительных людей, спящих вечным сном, и лег среди них. И тотчас же ярчайший золотистый свет озарил все кругом, ослепив меня.

ПОЛУЧЕНИЕ СОКРОВЕННОГО ЗНАНИЯ

Я услышал звуки музыкальных инструментов, которым не ведал названия, и пение живых человеческих голосов, мужских — баритона и тенора, и замечательное женское сопрано. Они, каждый ведя свою собственную партию, звучали так, как если бы один человек мог петь сразу на три голоса. По временам пение сменял детский смех — радостный, легкий, и мое сердце раскрывалось навстречу ему, вбирая в себя весну жизни.

«Мы ждали тебя, чтобы передать наш дар людям, и ты пришел вовремя, не раньше и не позже. Ты готов принять Знание и получишь его сполна», — услышал я речь незримого оратора и отчетливо понял, что его голос звучит не извне, а внутри меня самого, в моем сердце.

Перед моим мысленным взором начали разворачиваться сменяющие одна другую картины, объемные и поразительно реальные, и я сам был одним из участников того, что видел. Пояснения давались всякий раз, когда в них возникала необходимость, и не было нужды специально задавать вопросы.

Череда голографических образов продемонстрировала мне различные патологии внутренних органов, а затем появилась картина человеческой руки, пальцы которой окружало отчетливое свечение. И я с огромным интересом и удивлением узрел, что в этом свечении можно с поразительной ясностью различить топографию больных органов и тканевых структур. Оказывается, непрозрачный и неоднородный по своему строению человеческий организм способен демонстрировать на своей поверхности и в излучаемой им ауре все те нарушения, которые возникают при болезненных расстройствах.

Так, я видел нижнюю конечность, пораженную тромбофлебитом, а затем в ореоле свечения пальцев руки возникало изображение голени и стопы с соответствующими патологическими изменениями венозных сосудов.

Передо мною предстал образ пожилого мужчины, движения которого свидетельствовали о нарушенной координации, и сразу же эта картина сменилась аурой его пальцев, на которой проглядывала ответственная за эту патологию область головного мозга — ромбовидная ямка.

Я убедился, пронаблюдав сотни подобных картин, что сам организм охотно демонстрирует свои проблемы, причем чем серьезней патология, тем более четкий и масштабный ее образ обнаруживается в ауре. Было абсолютно очевидно, что все элементы живой материи, составляющие человеческий организм, организм животного или растения, объединены в целостную информационную систему. И каждая такая система на полевом уровне, уровне ауры, представляет собой биологическую голограмму.

Мне было известно и ранее, что голограмма как оптическое изображение отличается от фотографии тем, что любой ее участок, хотя бы даже минимальный, способен восстановить все изображение целиком. Именно таким свойством, как узнал я теперь, обладает любая составная часть живого организма, т. е. каждая клетка человеческого тела наделена информацией обо всем организме — его состоянии, происходящих в нем патологических изменениях.

«*Ты будешь владеть умением диагностировать недуги благодаря твоим рукам, способным считывать такую информацию, а если потребуется — и видеть патологические изменения в свечении вокруг тела*», — было сказано мне.

Кроме того, мне довелось узнать, что зрительно воспринимаемой биологической голограмме соответствует голограмма звуковая, что болезненные расстройства «звучат» и эта дисгармоническая какофония ужасна. Благодаря этому стала понятна роль музыкального лечения, столь интересовавшего меня.

«*Если создать лечебную симфонию, способную определенным образом воздействовать на головной мозг, то он сам откроет свою биохимическую «аптеку» и примется лечить недуг без помощи медикаментов и оперативного вмешательства*».

И мне были продемонстрированы принципы музыкально-терапевтического творчества, позволяющие овладеть тайной лечебного звука — пробуждать потенциал самоисцеления, заложенный в человеке природой.

«*Ты будешь создавать гармонические мелодии здоровья, и благодаря твоей музыке тысячи и тысячи людей обретут утраченное здоровье и научатся управлять своим организмом*», — слышал я голос, звучавший в моем сердце. И этот голос подкреплялся картинами исполнения лечебных музыкальных композиций.

Я видел студию звукозаписи, музыкантов, расположившихся возле нотных пюпитров, сами музыкальные инструменты. Перед началом исполнения я должен был воздействовать на каждый инструмент, сообщая ему сильнейший энергетический импульс. Музыканты казались людьми незаурядными — их лица излучали чистое и возвышенное понимание своей миссии и отличались духовной красотой, во всем их облике чувствовались здоровье и особая жизненная свежесть. (Годы спустя мне посчастливилось встретить каждого из них в реальности и привлечь для совместной работы над созданием Новой технологии музыкотерапии).*

---

* Аудиокассеты с записью лечебной музыки, созданной Р. Блаво, можно заказать по адресу: 191014, Санкт-Петербург, ул. Маяковского, д. 34.

И наконец, перед моими глазами возникла операционная, где мы вместе с хирургом явно азиатского происхождения проводим оперативное вмешательство. Вглядевшись повнимательней, я с немалым удивлением обнаружил, что ни у него, ни у меня в руках нет никаких хирургических инструментов, да и на самих руках отсутствуют перчатки. Наша пациентка пребывала в сознании и была способна отвечать на мои вопросы, хотя операция проводилась на одном из жизненно важных органов.

«*Тебе предстоит освоить наиболее загадочный способ лечебного вмешательства в жизнедеятельность человеческого организма*, — услышал я, — *операции без скальпеля, которыми владеют филиппинские и бразильские целители. Ты поедешь на далекий остров Лусон и из первых рук научишься этой технике. Но затем тебе предстоит узнать, как делались подобные операции в стародавние времена на Руси, и ты создашь уникальную технологию пси-хирургии — русско-филиппинские бескровные оперативные вмешательства*».

Едва успели умолкнуть эти слова, как я узрел себя стоящим за операционным столом, на котором лежал пациент с застарелой язвенной болезнью желудка. Нет, я не только видел себя со стороны, как это возможно в кино, но и одновременно действовал, оперируя без скальпеля лишь с помощью собственной психической энергии, сконцентрированной в руках. Я не вскрывал брюшную полость — в этом не было никакой необходимости, ибо оперативное вмешательство осуществлялось на уровне биологической голограммы. Вся технология операции сделалась мне очевидной в одно мгновение — будто бы в ярчайшем свете молнии. И я запомнил эту свою первую виртуальную операцию на всю жизнь и в дальнейшем уже совершенно осознанно шел в направлении овладения пси-хирургией. Теперь этот метод, разработанный мною детально, позволяет пациентам навсегда распрощаться со многими мучительными недугами и обрести здоровье и радость жизни.

Под влиянием пророчества, полученного в сибирской тайге, я отправился на остров Лусон к филиппинским хилерам, как только появилась такая возможность. Экспедиция на Филиппины стала одним из самых значительных событий в моей жизни. Я познакомился с замечательными целителями, посетил Центр Исцеления Мира и главное его сооружение — Пирамиду Азии, конденсирующую целительную энергию, сосредоточенную над Филиппинами. С тех пор Центр Исцеления Мира является для меня путеводной звездой и источником необыкновенной силы и поддержки. Филиппины — страна, где энергия сосредоточена в огромном количестве. Там живут целители великой силы и находятся сооружения, позволяющие усвоить целительную энергию места. И мне удалось организовать постоянные научно-практические экспедиции российских целителей в эти удивительные места, где люди, обладающие особым даром, могут получить поддержку и развитие своих способностей, научиться у мудрых филиппинских хилеров их сокровенному ремеслу.*

Невозможно на страницах этой небольшой книги рассказать обо всем, что довелось мне узнать в таежной глуши благодаря чудесному откровению. Однако важно отметить, что мои представления о мире радикально изменились. Я понял, что будущее, или то, что люди именуют «будущим», уже существует на вселенском информационном уровне во многих вариантах для каждого, и только от самого человека зависит, какой из вариантов воплотится в материальном мире.

Незримые учителя из таежной деревни целителей не только наделили меня знаниями, добытыми ими благодаря коллективному духовному подвигу, но и очертили мой путь в целительство.

---

* Об экспедиции на Филиппины и Пирамиде Азии вы можете прочитать в книге Р. Блаво «Целительная Пирамида Филиппин». — СПб.: Издательство «прайм-ЕВРОЗНАК», 2003.

Получил я и сокровенный дар от родного человека — моего дорогого прадеда, голос которого я услышал в тот день, когда пребывал в деревне целителей, в их своеобразном медитативном храме. Мне было дано особое тайное изречение — мантра, как говорят на Востоке. Эту мантру я произношу мысленно всякий раз перед тем, как приступить к работе с пациентом, и тотчас же ощущаю мощный поток энергии, нисходящий с космических высот. Он постепенно превращается в плотный, упругий золотой шар между моими ладонями, и я вижу его тонкое плазменное сияние...

Мой прадед сказал: «*Этот Огненный Шар передавался из поколения в поколение в роду Блаво. В нем сконцентрирована мощнейшая целительная энергия, которой по воле Провидения могли пользоваться только избранные люди на нашей планете. Тебе, мой мальчик, предстоит великая миссия — донести знания об Огненном Шаре до всего человечества и научить людей пользоваться его энергией*». Эта книга является выполнением завета моего прадеда. В приложении вы найдете подробные инструкции по работе с энергией Огненного Шара, разработанные мною лично. Огненный Шар уже успешно действует в руках многих моих учеников, и я надеюсь, что вы, мои дорогие читатели, сможете воспользоваться моими рекомендациями во благо себе и всему человечеству.

ПРОЩАНИЕ С ПЕРЕСЕЛЕНЦАМИ

Узнал я и о том, как закончился земной путь общины петербургских переселенцев. 30 июня 1908 года, в 7.15 утра, они ощутили странный гул и увидели, выбежав из своих домов, летящий по небу столб огня, оставлявший за собой сияющий след. Земля затряслась под их ногами, и раздался чудовищный грохот. Затем неизвестно откуда пришла воздушная волна, как если бы произошел где-то взрыв грандиозной силы.

В течение нескольких часов после этого бушевала магнитная буря, ощущавшаяся общинниками как «энергетическое событие». Ночь как таковая не наступила — было светло, словно днем, и это напоминало переселенцам белые летние ночи в родном Санкт-Петербурге.

Наблюдая происходящее, они решили: настала пора восхождения в Высший мир. Переодевшись в чистые льняные белые одежды, люди отправились в специальное строение, служившее им залом для коллективных медитаций. Там осененные сиянием семиконечной звезды — их общинного талисмана, привлекающего чистые космические энергии, они погрузились в глубочайшее состояние медитативного сосредоточения.

Связь сознания с материальными телами сохранялась еще в течение месяца, хотя внешне это выглядело как глубочайший летаргический сон. В светлые ночи лета 1908 года они все до единого перешли в энергоинформационную форму существования. Когда это произошло, с небес, а возможно, и из параллельного мира, явилась светящаяся плазменным сиянием шаровая молния. И деревня целителей полыхнула пожаром, начавшимся с пирамидальной крыши таинственного «амбара», запертого изнутри на щеколду.

Я видел это пламя и ощущал его очищающее прикосновения к своему телу как величайшую благодать прижизненной реинкарнации.

* * *

Я открыл глаза, потревоженный первыми лучами утреннего солнца и запахом дыма, подымавшегося над костерком, разведенным Ильей Никитичем.

— Ну вот, слава Богу, ты и проснулся, — ласково обратился ко мне старый топограф, возившийся с котелком у огня, — а то ведь почти сутки прошли, считай, как ты вырубился.

Скинув спальник, которым был укутан, точно одеялом, я ощутил во всем теле упоительную радость пробуждения на лоне дикой природы.

С Ильей Никитичем мы ни о чем не говорили в то утро. Но наше молчание было легким, пронизанным взаимопониманием, которое иной раз дороже любых слов.

Когда после завтрака мы собирались в обратный путь, я случайно наткнулся на скрученную трубочкой золотистую фольгу, валявшуюся неподалеку от того места, где меня одолел внезапный сон после медового угощения Ильи Никитича. Разгладив фольгу, я с изумлением опознал в ней семиконечную звезду — талисман общины целителей — и непроизвольно коснулся своей рубашки, куда сам приколол ее булавкой, найденной в деревенском доме. И действительно, булавка старой английской работы была на месте.

ПОСЛЕСЛОВИЕ

Отныне путь целительства сделался главным для меня, ибо я твердо знал, что хочу разрабатывать безмедикаментозные методы лечения.

Человеческий головной мозг таит в себе богатейшую естественную «аптеку», о которой могут лишь мечтать все фармацевтические корпорации мира вместе взятые. Но побудить мозг, чтобы он начал обеспечивать организм нужными лекарствами, — сложнейшая задача. И я посвятил себя поискам ее решения, затратив на это немалое время и значительные силы.

Объездив многие дальние страны, где еще живы древние традиции народной медицины, я по крохам собирал драгоценные целительские знания и учился мастерству врачевания. Однако основное было мне уже известно благодаря той линии целительской преемственности, которая дошла до меня через поколения моих предков, и откровению, обретенному в сакральном уголке таежного края.

Мне удалось к настоящему времени воплотить в реальности многое — создать уникальную школу музыкотерапии, получившую известность далеко за рубежами нашей страны, Санкт-Петербургский научно-исследовательский институт Музыкальной терапии, в котором вместе со своими единомышленниками я провожу научные изыскания. Для амбулаторного лечения пациентов успешно действует Клиника традиционной медицины.

Во многих городах России успешно работают мои многочисленные ученики, окончившие Российскую гуманитарную академию традиционной медицины, и, наблюдая их результаты, мне радостно сознавать, насколько талантливы люди, рожденные в нашей великой державе. Каждый новый ученик воспринимается мною как личный друг, встречи с которым я ожидал долгие годы.

Сегодня мы владеем поистине грандиозным арсеналом методик безлекарственного исцеления, включая пси-хирургию и широчайший диапазон энергоинформационных технологий мануальной и звуковой терапии. Пациенты ныне открытой Санкт-Петербургской Клиники традиционной народной медицины имеют возможность не только навсегда излечиться от недугов, долгие годы отравлявших им жизнь, но и пройти уникальный комплексный курс оздоровления и снятия последствий долговременного стресса.

Никогда и ни при каких условиях я не лечу заочно — ведь необходимо хотя бы посмотреть в глаза человеку, нуждающемуся в исцелении. Для меня в равной степени важны как тело, так и душа пациента, ибо корень любого недуга уходит в человеческие проблемы.

И меня каждый раз охватывает несказанное счастье, когда у людей, получавших целительскую помощь, налаживается семейная жизнь, дети выходят на твердый и ясный путь, улучшаются отношения на работе и удача становится верной спутницей моих бывших пациентов — в бизнесе, любви, творчестве.

ПРИЛОЖЕНИЕ

ОГНЕННЫЙ ШАР В ДЕЙСТВИИ

Огненный Шар, сопровождающий моих предков-целителей по линии Блаво, неоднократно помогал и мне: исцелял и защищал, прояснял неясное и показывал невидимое, направлял на пути к заветной цели и создавал «коридор удачи».

В результате моего личного общения с Огненным Шаром родилась методика, пригодная для других людей, не принадлежащих к роду Блаво. Этот способ работы с Огненным Шаром помог уже многим страждущим, и сейчас настало время представить разработанную мною методику широкому кругу читателей.

Все упражнения адаптированы специально для людей, которые не могут посещать мои занятия, но жаждут обретения новых знаний и навыков овладения космическими энергиями, хотят быть здоровыми и обрести благополучную судьбу и удачу. Вы можете научиться обращению с энергией Огненного Шара, занимаясь по книге.

У вас будет собственный Огненный Шар (он находится на стр. 111), в котором есть частичка энергии личного шара рода Блаво, я специальным образом транслирую ее на каждое изображение этого тиража книги. Энергия Шара неисчерпаема, и я рад поделиться ею со всеми страждущими. С помощью изображения Огненного Шара, заряженного мной лично, и целенаправленных регулярных упражнений вы вырастите собственный шар, который будет вас сопровождать всю жизнь. Огненный Шар станет вашим добрым помощником во всех делах, касающихся здоровья и благополучия.

УПРАЖНЕНИЯ С ОГНЕННЫМ ШАРОМ

ПРЕДВАРИТЕЛЬНАЯ НАСТРОЙКА

• Для начала работы с Огненным Шаром необходимо сосредоточиться и уединиться (дома или на природе). Выберите время в течение дня, когда у вас есть возможность побыть в одиночестве в течение получаса. Это могут быть и ранние утренние часы, когда домашние еще спят, или, наоборот, поздний вечер, главное, чтобы на первых порах вам никто не помешал. По мере тренировок вы научитесь призывать на помощь ваш личный Огненный Шар в любой ситуации и в любой момент.

• Обстановка во время занятий должна быть приятной для глаз и способствовать хорошему настроению.

• Перед началом занятий снимите с себя все металлические украшения, часы, радиотелефон. Если вы находитесь дома, отключите электроприборы, особенно это касается телевизора.

• Омойте лицо и руки холодной водой и наденьте хлопчатобумажную одежду белого цвета.

• Если есть потребность, можно зажечь ароматические свечи. Для людей, не знакомых с медитативными практиками, весомую поддержку на первых порах окажет возжигание специальной пирамидальной свечи, транслирующей энергию Пирамиды Азии.*

Эти простые действия помогут вам максимально очистить окружающее пространство и настроиться на работу с Космическими энергиями, частью которых и является Огненный Шар.

ОЩУЩЕНИЕ СВЕТА ОГНЕННОГО ШАРА

На следующей странице вы увидите изображение Огненного Шара. В него заложена суггестивная программа, которая поможет вам почувствовать силу и энергию Огненного Шара, ощутить его тепло и целительное воздействие. Только одно это упражнение уже способно избавить вас от многих досад-

---

* Пирамидальные свечи можно приобрести по адресу: 191014, Санкт-Петербург, ул. Маяковского, д. 34

ных проблем со здоровьем и личных неурядиц.

Итак, начинаем!

Поставьте вырезанное изображение Огненного Шара прямо перед собой так, чтобы оно находилось напротив глаз, на расстоянии 50 см. Сядьте удобно, спина должна быть прямой и не касаться спинки стула, голова слегка запрокинута назад, так, чтобы позвоночник представлял собой ровную линию.

Последовательно расслабьте лицо, руки, ноги, живот, спину. Почувствуйте, что все ваше тело полностью расслаблено, нигде нет никаких препятствий для циркулирования энергии.

В расслабленном состоянии тела посмотрите через полуприкрытые веки на изображение Огненного Шара. Просто смотрите, не думая ни о чем, вы заметите, как постепенно уйдут беспокойство, суетливость, посторонние мысли.

Смотрите на светящуюся точку в течение 5 мин, она постепенно станет ярче, наполнится белым светом и теплом. Закройте глаза и представьте себе Огненный Шар, как будто бы вы до сих пор смотрите на него с открытыми глазами. Это вам удастся очень легко, Шар сам вспыхнет на вашем внутреннем экране. Наблюдайте его и наслаждайтесь его

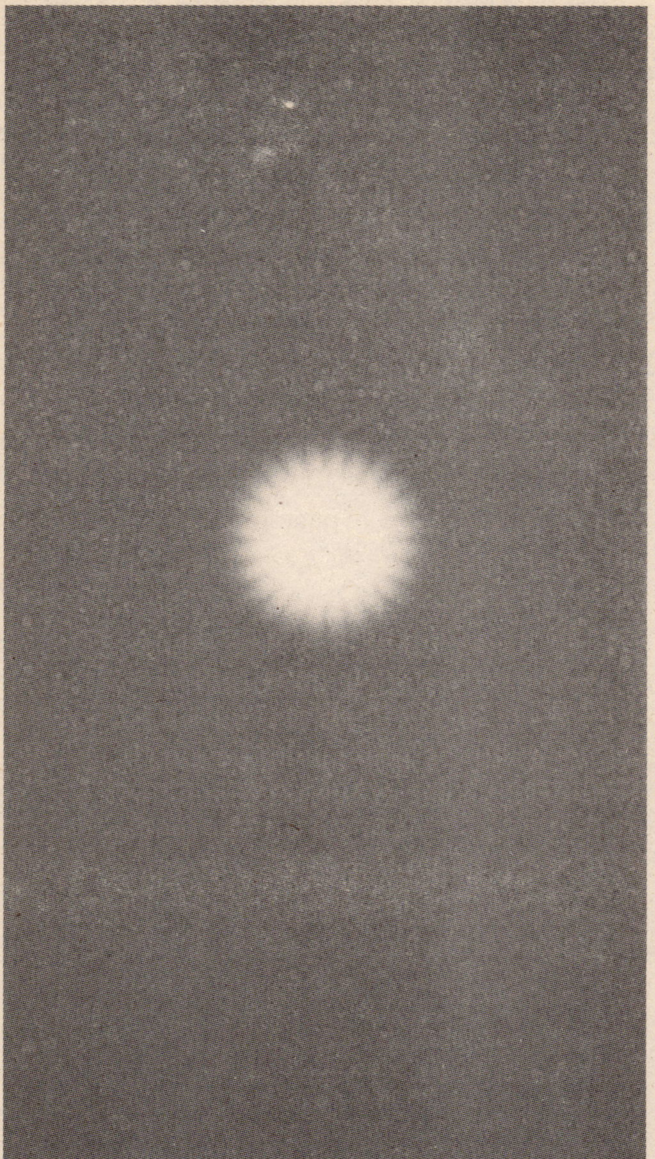

Лист с изображением Огненного Шара следует вырезать и наклеить на плотный картон.

светом и теплом. Постепенно Шар расширится и превратится в светящееся белое пространство, которое окутает вас своим теплом и наполнит тихой радостью.

Теперь можно открыть глаза и посмотреть вокруг себя. Не правда ли, мир стал теплее и дружелюбнее, краски — ярче, а ваше состояние — умиротвореннее?

Делайте это упражнение каждый день, можно 2 раза в день. Главный критерий правильного выполнения упражнения — чувство тихой умиротворенности и покоя, которое возникает в процессе работы и остается еще некоторое время.

СОЗДАНИЕ ЛИЧНОГО ОГНЕННОГО ШАРА

Теперь вам необходимо создать личный рабочий Огненный Шар, который станет вашим другом, помощником, ангелом-хранителем. Вы уже подготовлены предыдущим упражнением, научились ощущать энергию Космоса, так что все должно получиться легко и естественно.

1. Исходное положение — стоя, ноги на ширине плеч.

2. Свободно покачайте руками вдоль тела параллельно друг другу.

3. Слегка наклоните корпус, руки двигаются быстрее, продолжайте свободные,

активные движения вперед-назад в течение примерно пяти минут.

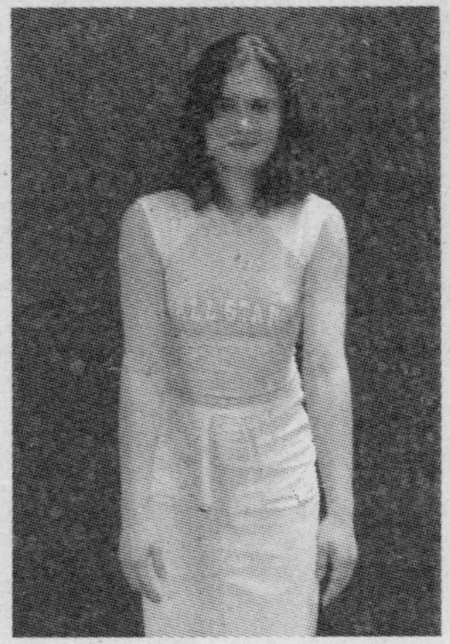

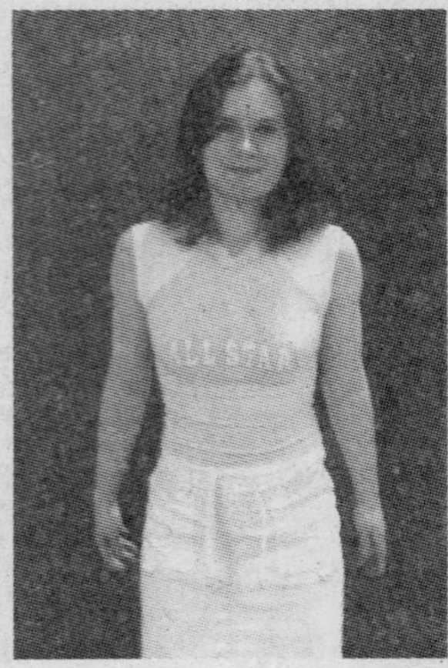

4. Остановитесь. Выпрямите корпус, руки держите перед грудью, ладони параллельно друг другу.

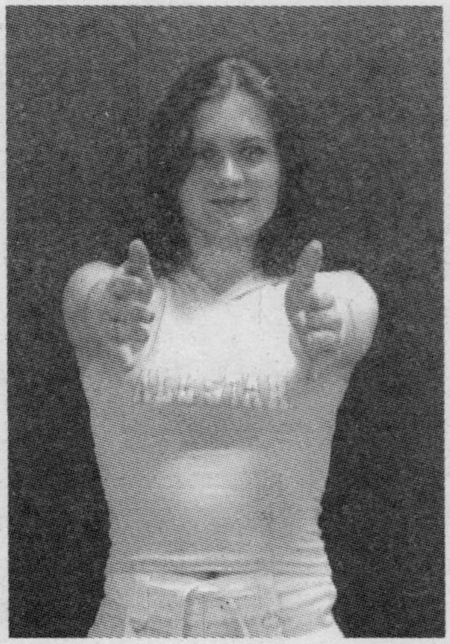

5. Закройте глаза. Руки расслаблены, пальцы не сомкнуты. Свободными пружинящими движениями создайте между ладонями Огненный Энергетический Шар, формируйте его в течение одной-двух минут с помощью плавных движений, похожих на собирание разлетающихся тополиных пушинок в единый клубок. По мере уплотнения пространства между руками у вас появится ощущение, что вы мнете большой колобок из огненного теста. Это ощущение должно быть предельно четким, как будто вы действительно держите в руках теплый, приятный, светящийся шар.

6. Когда Шар готов, вы почувствуете в руках тепло, или пульсацию, или покалывание — у каждого свое.

Итак, вам удалось создать собственный Огненный Шар, который станет проводником космической энергии и вашим личным целителем. Мысленно поздоровайтесь с ним и поблагодарите за то, что он к вам пришел.

Повторяйте это упражнение до тех пор, пока вы не научитесь легко достигать ощущения плотного, светящегося шара в руках.

ОЧИЩЕНИЕ С ПОМОЩЬЮ ОГНЕННОГО ШАРА

Вследствие неправильного образа жизни человек набирает из окружающего пространства огромное количество различной грязи. Мы не будем сейчас пускаться в детальный обзор причин и последствий такого загрязнения. Для нас важно то, что с помощью энергии Огненного Шара можно освободить организм от любых нечистот, довести его до кристально чистого состояния. Манипуляции с Шаром необходимо проводить регулярно, тогда вам гарантировано великолепное здоровье и полноценная жизнь без тревог.

Сначала проделайте манипуляции по созданию Огненного Шара, с 1-й по 6-ю.

Затем:

7. Плавными пульсирующими движениями «наденьте» руками Шар на голову, намагнитьте ее и мысленно сообщите своему сознанию программу: «Я абсолютно здоров. Я могу полностью исцелить себя в любой момент. Включаются все механизмы очищения и саморегуляции».

8. Намагнитьте Огненным Шаром сердце и мысленно или вслух произнесите: «Организм полностью восстанавливается, омолаживается... Активно включаются процессы омоложения. Исцеляющая энергия пробуждается. Все механизмы саморегуляции работают на 100%»!!!

9. Намагнитьте область живота, все органы — печень, желудок, поджелудочную железу, селезенку, почки, мочеполовую систему, кишечник. Мысленно представьте,

как исчезают все темные участки в теле, все органы начинают сиять чистотой и светом — каждый участок, каждая клеточка.

10. Мысленно промойте энергетическим Огненным Шаром все тело с головы до ног и представьте, что все ненужное уходит в землю. По очереди снимите Шаром всю отрицательную энергию с каждой руки и каждой ноги и мысленно отправьте в землю. Одновременно произнесите программу: «Тело чистое, светящееся, легкое, невесомое. Организм чистый, как у ребенка. Мое постоянное нормальное состояние — молодость и здоровье».

10. Чтобы усилить эффект упражнения, лучше сформировать Огненный Шар трижды и полностью очистить им организм. В конце упражнения сбросьте всю отрицательную энергию, все недуги и болезни в землю.

ВЫЗДОРОВЛЕНИЕ С ПОМОЩЬЮ ОГНЕННОГО ШАРА

Исцеление Огненным Космическим Шаром помогает восстановить утраченную связь с природой и Космосом, позволяет освободиться от фобий, оздоровить сердечно-сосудистую систему, центральную нервную систему и скорректировать энергетический обмен.

Для поддержания организма в норме необходимо ежедневно намагничивать хотя бы голову и сердце, проговаривать оздоровительную программу, сообщая ее через мозг и сердце всему организму. Обязательное условие — делать это с искренним желанием и любовью и подключать творческое воображение. Таким образом вы можете лечить не только себя, но и близких, помогать животным, растениям и даже неодушевленным предметам.

Когда у вас что-то болит, вызовите Огненный Шар, и он вам поможет лучше любой таблетки.

Проделывая ежедневную процедуру очищения Огненным Шаром, уделите особое внимание месту боли и намагнитьте его более тщательно, до критической точки, затем представьте себе, что ваш Шар — это некая светящаяся мочалка и этой мочалкой вы промываете больное место, как будто счищаете накипь со старой кастрюли. Обязательно заканчивайте процедуру сбрасыванием всей грязи, боли в землю.

Острая боль обычно уходит после первого же сеанса.

Для излечения от хронической болезни используйте аналогичную чистку:

Сначала намагнитьте голову, затем сердце, затем живот и только после этого переходите к месту, где локализуется болезнь, причем сначала следует прочистить ту часть тела, где чувствуется боль, и лишь затем приступить к излечению больного органа. (Как вы знаете, не всегда болевые ощущения локализуются там, где гнездится причина заболевания.)

Представьте себе ваш больной орган, если не получается, воспользуйтесь учебником анатомии, посмотрите, как он выглядит. Если позволяет фантазия, вообразите, как плохо он выглядит, например, изъеден ржавчиной или истекает кровью. Теперь призовите ваш Огненный Шар, который, как маленький доктор, зальет ваш больной орган светом и теплом, остановит кровь, удалит ржавчину и залечит все ранки. И вот ваш желудок (сердце, печень) уже как новенький, блестит, сверкает в лучах Огненного Шара.

Эту процедуру нужно выполнять до полного исцеления. Главное, не забывать о том, что такая работа приносит вам удовольствие и радость и в конечном итоге — освобождение от болезни.

ЗАЩИТА С ПОМОЩЬЮ ОГНЕННОГО ШАРА

Огненный Шар может не только очистить вас от негативной энергии, не только вылечить от множества болезней, но и защитить от внешних агрессивных сил. Для того чтобы шар стал вашим надежным защитником, необходимо научиться его увеличивать в размере.

Проделайте все манипуляции по созданию личного Огненного Шара с 1-й по 6-ю, затем постепенно увеличивайте его (разведите руки примерно на метр). Опустите шар чуть-чуть назад и вниз, так чтобы его центр оказался в районе солнечного сплетения. Теперь равномерно раздвигайте границы шара во все стороны. Раскиньте руки в стороны, почувствуйте, как расширяются стенки вашего шара и вы оказываетесь внутри герметичной капсулы. Представьте себе, что вы находитесь под водой в батискафе, вокруг вас плавают огромные осьминоги, щелкают зубами акулы, а вы наблюдаете это все со стороны, никакие морские чудовища вам не страшны, вы чувствуете себя уютно и комфортабельно внутри вашего батискафа.

Попробуйте в этом состоянии пройти по комнате, затем, сохраняя это ощущение, выйдите на улицу. Посмотрите вокруг, не правда ли, вы чувствуете себя в гораздо большей безопасности, чем обычно? Ваш Огненный Шар защищает вас от агрессии окружающего мира.

Научившись мгновенно увеличивать свой шар, вы сможете пользоваться его защитой в любой экстремальной критической ситуации, вплоть до наезда автомобиля. Шар, как аварийная подушка, отпружинит любые невзгоды — психологические, энергетические, физические.

ОГНЕННЫЙ ШАР УДАЧИ

Огненный Шар может стать для вас волшебной палочкой-выручалочкой, приносящей удачу и успех в делах. Для этого нужно научиться отделять Шар от себя, не разрывая связи с ним.

Создайте Огненный Шар, так, как вы научились уже это делать.

Затем встаньте напротив стены и представьте себе, что ваш Шар — это мячик. Предложите ему игру: ласковым, нежным движением пошлите Шар в стену и, когда он отпружинит от стены, поймайте его и легко отбросьте снова. Движения должны быть плавными и легкими, вы настроены поиграть со своим другом и помощником, он славно потрудился для вас, а теперь вы оба радуетесь и получаете удовольствие от игры. Подкиньте Шар вверх, в сторону, видите, он всегда к вам возвращается и летит прямо в руки.

Когда вы научитесь играть с Шаром, можно попробовать отправить его в первое, не очень сложное самостоятельное путешествие.

Например, вы выходите из дому и вам не хочется долго ждать на остановке нужный автобус. Настройтесь на игру с Шаром и легким движением пошлите его впереди себя с просьбой создать вам благоприятную дорогу. Представьте себе, как он летит впереди вас, освещая золотым сияньем путь. Вы подходите к остановке, и двери автобуса гостеприимно распахиваются перед вами...

Все именно так и произойдет. Не забудьте поблагодарить вашего помощника и при входе в автобус разместить Шар у себя в центре груди или расширить до сферы, если вокруг вас агрессивная среда.

Точно так же можно действовать в любой ситуации, когда вам необходима удача и любая мелочь может существенно затормозить ваши дела. Идете ли вы на прием к суровому начальнику, подписываете документы в вышестоящих инстанциях или спешите на первое свидание с любимым человеком — предложите своему Шару очистить для вас коридор удачи, пошлите его вперед себя и смело идите следом. Будьте уверены, ваш личный помощник сделает все наилучшим образом.

ОГНЕННЫЙ ШАР – ВАШ ЛИЧНЫЙ АНГЕЛ-ХРАНИТЕЛЬ

Когда вы научитесь вызывать ощущение Огненного Шара практически мгновенно, просто вспоминая о его существовании, он станет вашим постоянным спутником и ангелом хранителем. Он будет постоянно рядом с вами, и его поддержку вы сможете оценить по достоинству, воспользовавшись ею.

Огненный Шар поможет вам в работе по другим методикам, разработанным в НИИ музыкальной терапии и традиционной народной медицины под руководством Рушеля Блаво.

Экологический талисман Звезда-Семерида под влиянием энергии вашего личного Шара начнет действовать практически мгновенно.*

Для этого перед работой со Звездой создайте личный Огненный Шар, как вы это уже умеете делать, затем пошлите Шар в экологический талисман и попросите его объединить энергии в одно целое. После этого вы почувствуете, как энергия Звезды и Шара воплощается в вашем теле, тут возможны индивидуальные различия: кто-то обретает чувство легкости и небывалого подъема, кто-то ощущает щекотливые мурашки, пробегающие по телу, а кого-то с головой накрывает эйфория и парение в небесной выси.

---

* Экологический талисман Звезда-Семерида можно приобрести по адресу: 191014, Санкт-Петербург, ул. Маяковского, д. 34 или найти в книге Р. Блаво «Семь сильнейших талисманов. Звезда-Семерида». — СПб.: Издательство «прайм-ЕВРОЗНАК», 2003.

Если Шар вернулся, не соединившись с энергией Звезды, то это значит, что перед вами — подделка. Я прикладываю огромные усилия для того, чтобы было как можно меньше фальшивок, изготовляемых нечестными людьми, обманывающими доверчивую публику, но, к сожалению, мне не всегда удается справиться со всеми.

Поэтому я предлагаю моим дорогим читателям: защитите себя сами! Ваш личный Огненный Шар легко отличит любую подделку от подлинника! Более того, с помощью Огненного Шара вы сможете легко определять доброкачественность продуктов или выбрать на рынке то, что вам сейчас необходимо для гармонизации состояния.

Просто пошлите свой Шар к тому объекту, в качествах которого вы сомневаетесь, и попросите его объединиться с этим объектом в одно целое. После возвращения Шара прислушайтесь к своим ощущениям: вы почувствовали благоприятные изменения, сила, жжение и свечение шара усилились — значит, этот объект вам подходит. Если же у вас возникло чувство страха, напряжения, отторжения, Шар в ваших руках стал колючим и недружелюбным — срочно отбросьте его назад и прикажите ему: «Разъединись и возвращайся!». Вы поняли, что этот объект вам категорически противопоказан. Если же Шар возвращается к вам таким же, как и был, — значит, объект обладает нейтральной для вас энергией или вообще энергетически пустой. В конце тестирования обязательно поблагодарите Шар за проделанную работу.

Не бойтесь экспериментировать с Огненным Шаром! Ваш личный ангел-хранитель всегда предостережет вас от губительных шагов и не позволит злым силам и энергиям разрушить ваш союз.

Практикуя этот метод, вы можете открыть в себе способности, о которых даже не догадывались: избавиться от энергетических блоков, полученных на протяжении жизни из-за подавления собственных творческих потребностей, отпустить на свободу личные особенности, которые были задавлены в детстве родителями в результате неграмотного воспитания. И скорее всего, в какой-то прекрасный момент вы поймете, что от природы вы — победитель и лидер.

Этот чудесный Огненный Шар я получил в наследство от своих далеких предков, и я готов поделиться им со всеми людьми, которые имеют желание им воспользоваться.

9. **Музыка здоровья** — «RELAX-2» — для лечения сердечно-сосудистой системы, органов дыхания.

10. **«Рэбик-Тренинг»** — для устанения вредных привычек.

Аудиокассеты в помощь врачам всех специальностей, психологам, целителям (используются в групповых лечебных сеансах):

1. **Аромотерапевтическая музыка** — для пожилых людей (эликсир молодости).

2. **Психотерапевтическая музыка** — антистрессовая, для преодоления трудных состояний.

3. **Медитативная музыка** — для устранения синдрома хронической усталости.

4. **Астрологическая музыка** — для здоровья в каждом знаке Зодиака.

5. **Рефлексотерапевтическая музыка** — для лечебного массажа и мануальной терапии.

6. **Детская музыка** — помощь маме для укрепления здоровья детей.

7. **Платиновый альбом** — для раскрытия чакр (энергетических центров резервуаров).

А также Вы можете приобрести экологический **талисман Звезда-Семерида**, применяемый для:

— коррекции биополя, увеличения энергетики.

— пробуждения резервных сил организма.

— защиты от разрушительных внешних воздействий на организм и личность.

— создания экологически чистой энергоинформационной обстановки и привлечения положительной энергии в жилых помещениях.

— благоприятного структурирования среды деловой активности любого рода (предпринимательства, коммерции, банковского дела), управленческой деятельности и государственной службы.

По вопросам приобретения авторской продукции обращайтесь по адресу:

191014, Санкт-Петербург, ул. Маяковского, д. 34
тел.: (812) 272-51-76, факс: (812) 272-76-94
«Клиника традиционной медицины Рушеля Блаво»
e-mail: rushel@blavo.ru, адрес в Интернете:
www.blavo.ru (кнопка «Здоровье на дом»)